国家执业药师资格考试 必背 采分 点

药学专业知识（一）

主 编 ◎ 蒋 妮

扫码加入读者圈
与作者深入交流
获取最新大纲变化资讯

中国中医药出版社

·北 京·

图书在版编目（CIP）数据

药学专业知识. 一／蒋妮主编. —3 版. —北京：中国中医药
出版社，2018.12
2019 国家执业药师资格考试必背采分点
ISBN 978 - 7 - 5132 - 5315 - 4

Ⅰ. ①药… Ⅱ. ①蒋… Ⅲ. ①药物学 - 资格考试 - 自学参考
资料 Ⅳ. ①R9

中国版本图书馆 CIP 数据核字（2018）第 251275 号

中国中医药出版社出版

北京市朝阳区北三环东路 28 号易亨大厦 16 层
邮政编码 100013
传真 010 - 64405750
保定市西城胶印有限公司印刷
各地新华书店经销

开本 787×1092 1/32 印张 10.5 字数 172 千字
2018 年 12 月第 3 版 2018 年 12 月第 1 次印刷
书号 ISBN 978 - 7 - 5132 - 5315 - 4

定价 39.00 元
网址 www.cptcm.com

社 长 热 线 010 - 64405720
购 书 热 线 010 - 89535836
维 权 打 假 010 - 64405753

微信服务号 zgzyycbs
微商城网址 https://kdt.im/LIdUGr
官 方 微 博 http://e.weibo.com/cptcm
天猫旗舰店网址 https://zgzyycbs.tmall.com

如有印装质量问题请与本社出版部联系（010 - 64405510）
版权专有 侵权必究

药学专业知识（一）
编委会

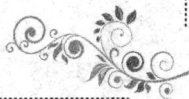

前　言

国家执业药师资格考试属于职业准入考试，凡符合条件经过考试并成绩合格者，颁发《执业药师资格证书》，表明其具备执业药师的学识、技术和能力。本资格在全国范围内有效。考试分药学专业和中药学专业。由于考试重点、难点较多，广大考生在复习考试中很难适应，这对于专业基础比较薄弱、信心不足的考生来说，非常有必要借助考试辅导用书来提高自身的应试能力。

应广大考生要求，多年从事执业药师资格考试考前培训的权威专家团队依据最新版"国家执业药师资格考试大纲"，编写了这套《国家执业药师资格考试必背采分点》丛书。本套丛书共7本，分别为《药事管理与法规》《药学专业知识（一）》《药学专业知识（二）》《药学综合知识与技能》《中药学专业知识（一）》《中药学专业知识（二）》《中药学综合知识与技能》。丛书将考试大纲和复习指导用书融为一体，根据考试真题或常考习题，划出"必背采分点"，便于考生利用碎片时间复习；同时加入考试真题，帮助学生熟悉出题思路，使其临考不至于慌乱，并对难点和重点给予考点提示，便于考生掌握。本套丛书主要供参加国家执业药师资格考试的考生使用。

我们相信，只要考生们认真学习，在本套丛书的帮助下一定能够顺利通过国家执业药师资格考试。

《国家执业药师资格考试必背采分点》丛书编委会
2018 年 12 月

编写说明

本书是 2019 年《国家执业药师资格考试必背采分点》丛书之一，由多年从事执业药师考前培训的权威专家根据最新版执业药师资格考试大纲及考试指南的内容要求精编而成。

本书将考试大纲和复习指导用书融为一体，书中内容按照章节编排，包括药物与药学专业知识、药物的结构与药物作用、药物固体制剂和液体制剂与临床应用、药物灭菌制剂和其他制剂与临床应用、药物递送系统（DDS）与临床应用、生物药剂学、药效学、药品不良反应与药物滥用监控、药物的体内动力学过程、药品质量与药品标准和常用药物的结构特征与作用。以历年真题或常考习题为重点，划出"必背采分点"，非常便于记忆。同时加入考试真题，并对难点和重点给出少量的"考点提示"，复习重点突出，便于考生掌握考试脉络。本书具有很强的针对性和实用性，供参加 2019 年国家执业药师资格考试的考生使用。

本书涉及内容广，不妥之处恳请各位读者提出宝贵意见，以便再版时修订提高。

《药学专业知识（一）》编委会
2018 年 12 月

目 录

第一章 药物与药学专业知识

第一节 药物与药物命名

必背采分点

1. 通常说的药品，是指用于预防、治疗、诊断人的疾病，有目的地调节人的生理功能并规定有**适应证或者功能主治、用法和用量**的物质，包括中药材、中药饮片、中成药、化学原料及其制剂、抗生素、生化药品、放射性药品、血清、疫苗、血液制品和诊断药品等。

2. 化学合成药物是指通过**化学合成方法**得到的小分子的有机或无机药物。

3. 来源于天然产物的药物是指从天然产物中提取得到的有效单体、通过**发酵方法**得到的抗生素及半合成得到的天然药物和半合成抗生素。

4. 生物技术药物是指所有以生物物质为原料的各种生物活性物质及其人工合成类似物，以及通过**现代生物**

<u>技术</u>制得的药物。

5. 生物技术药物包括**细胞因子**、重组蛋白质药物、抗体、疫苗和寡核苷酸药物等，可用于防治肿瘤、心血管疾病、糖尿病等多种疾病，在临床上已有广泛应用。

6. 化学药物大都是有机化合物，在其结构中存在基本骨架和**化学官能团**。

7. 化学药物基本骨架主要包括两类：一类是只含有碳氢原子的<u>脂肪烃环</u>、**芳烃环**，另一类是除含有碳氢原子外，还含有氮、氧、硫等杂原子的杂环。

8. 药物的名称包括药物的**通用名、化学名和商品名**。

9. 药品的**商品名**通常是针对药物的最终产品，即剂量和剂型已确定的含有一种或多种药物活性成分的药物。

10. 药品的商品名是由制药企业自己进行选择的，它和商标一样**可以进行注册和申请专利保护**。

11. 含同样活性成分的同一药品，每个企业应有自己的**商品名**，不得冒用、顶替别人的药品商品名称。

12. 药品**通用名**也称为国际非专利药品名称（INN），是世界卫生组织（WHO）推荐使用的名称。

13. INN 通常是指有**活性的药物物质**，而不是最终的药品，是药学研究人员和医务人员使用的共同名称。

14. 药品通用名**不受**专利和行政保护，是所有文献、资料、教材及药品说明书中标明有效成分的名称。

15. 药品通用名的确定应遵循**WHO 的原则**，且不能和已有的名称相同，也不能和商品名相似。

16. 我国药典委员会编写的《**中国药品通用名称（CADN）**》是中国药品命名的依据，基本是以世界卫生组织推荐的 INN 为依据，中文名尽量和英文名相对应，可采取音译、意译或音译和意译相结合，以音译为主。

17. 每个化学药物都有特定的化学结构，为了准确地表述药物的化学结构，通常使用其**化学命名**。

18. 药物的化学名是根据其**化学结构式**来进行命名的，以一个母体为基本结构，然后将其他取代基的位置和名称标出。

19. 化学名称可参考国际纯化学和应用化学会（IUPAC）公布的**有机化合物命名原则**及中国化学会公布的"**有机化学物质系统命名原则（1980 年）**"进行命名。

20. 化学命名的基本原则是从化学结构选取一特定的部分作为母体，规定母体的位次编排法，将母体以外的其他部分均视为其取代基，对于手性化合物规定其**立体构型或几何构型**。

21. 氨苄西林的母核结构为**β-内酰胺环**，主要用途为**半合成抗生素**。

22. 阿昔洛韦的母核结构为**鸟嘌呤环**，主要用途为**抗病毒药物**。

23. 环丙沙星的母核结构为**喹啉酮环**，主要用途为**合成抗菌药物**。

历年考题

【A型题】关于药品命名的说法，下列各项中正确的是（　　）

　A. 药品不能申请商品名

　B. 药品通用名可以申请专利和行政保护

　C. 药品化学名是国际非专利药品名称

　D. 制剂一般采用商品名加剂型名

　E. 《中国药典》中使用的名称是通用名

【考点提示】E。药品的商品名是每个企业自己所选用的药品名称，对于同一个药品来讲，在不同的企业中可能有不同的商品名，这在临床使用和相互交流时，可能会带来一些不便和麻烦。在此基础上，建立和发展了药品通用名。药品通用名，也称为国际非专利药品名称（INN），是世界卫生组织（WHO）推荐使用的名称。INN通常是指有活性的药物物质，而不是最终的药品，是药学研究人员和医务人员使用的共同名称，因此一种药物只有一个药品通用名，比商品名使用起来更为方便。药品通用名不受专利和行政保护，是所有文献、资料、教材及药品说明书中标明有效成分的名称。药品通用名也是药典中使用的名称。

第二节 药物剂型与制剂

必背采分点

1. 几乎所有的药物在临床应用之前，都必须制成适合于**医疗或预防应用**的形式，以充分发挥药效，减少毒副作用，便于运输、使用与保存。

2. 这种适合于疾病的诊断、治疗或预防的需要而制备的不同给药形式，称为**药物剂型**，简称剂型（dosage forms），如片剂、胶囊剂、注射剂等。

3. 根据制剂命名原则，制剂名＝**药物通用名＋剂型名**，如维生素 C 片、阿莫西林胶囊、鱼肝油胶丸等。

4. 凡按医师处方，专门为某一患者调制的并确切指明具体用法、用量的药剂称为**方剂**。

5. 研究方剂的**调制理论、技术和应用**的科学称为调剂学。

6. 根据物质形态分类，剂型分为固体剂型、半固体剂型、液体剂型和**气体剂型**。

7. 一般而言，形态相同的剂型，在制备特点上有**相似之处**。

8. 剂型的形态不同，药物作用的**速度**也不同。

9. 剂型按给药途径分类可分为**经胃肠道给药剂型**、**非经胃肠道给药剂型**。

10. 非经胃肠道给药剂型的给药方式包括：①注射给药；②**皮肤给药**；③口腔给药；④鼻腔给药；⑤肺部给药；⑥眼部给药；⑦直肠、阴道和尿道给药。

11. 按给药途径分类的缺点是会产生同一种剂型由于**给药途径**的不同而出现不同类别。

12. 按剂型的分散特性，即根据分散介质中存在状态的不同及分散相在分散介质中存在的状态特征不同进行分类，利用物理化学等理论对有关问题进行研究，基本上可以反映出剂型的**均匀性**、**稳定性**及制法的要求。

13. 按分散体系分类：①真溶液类；②胶体溶液类；③乳剂类；④**混悬液类**；⑤气体分散类；⑥固体分散类；⑦微粒类。

14. 微粒类药物通常以不同大小的微粒呈液体或固体状态分散，主要特点是粒径一般为微米级（如微囊、微球、脂质体等）或纳米级（如纳米囊、纳米粒、纳米脂质体等），这类剂型能改变药物在体内的吸收、分布等方面特征，是近年来大力研发的**药物靶向剂型**。

15. 按分散体系分类的缺点在于不能反映**剂型的用药特点**。

16. 根据剂型作用快慢，分为**速释**、普通和缓控释制剂等。

17. 按作用时间分类能直接反映用药后药物起效的快慢和作用持续时间的长短，因而有利于合理用药。但该法无法区分**剂型之间的固有属性**。

18. 药物剂型必须**与给药途径**相适应。

19. 药物剂型的重要性包括：可改变药物的作用性质、可调节药物的作用速度、可降低（或消除）药物的不良反应、**可产生靶向作用**、可提高药物的稳定性、可影响疗效。

20. 药用辅料系指生产药品和调配处方时所用的**赋形剂和附加剂**，是除了活性成分以外，包含在药物制剂中的在安全性方面已进行了合理评估的物质。

21. 药用辅料是指在制剂处方设计时，为解决制剂**成型性、有效性、稳定性及安全性**而加入处方中的除主药以外的一切药用物料的统称。

22. 药用辅料的作用有：①赋型；②使制备过程顺利进行；③提高药物稳定性；④**提高药物疗效**；⑤降低药物毒副作用；⑥调节药物作用；⑦增加患者用药的顺应性。

23. 药用辅料的应用原则有：①满足制剂成型、有效、稳定、安全、方便要求的最低用量原则。②**无不良影响**原则。

24. 依据来源不同，药用辅料可分为**天然物质**、半合成物质和全合成物质。

25. 按给药途径分类，药用辅料可分为口服用、注射用、**黏膜用**、经皮或局部给药用、经鼻或口腔吸入给药用和眼部给药用等。同一辅料可用于不同给药途径的药物制剂，且有不同的作用和用途。

26. 药用辅料应通过**安全性评估**，对人体无毒害作用，化学性质稳定，不与主药及其他辅料发生作用，不影响制剂的质量检验。

27. 药用辅料的安全性及影响制剂生产、质量、安全性和有效性的性质应符合要求。包括与生产工艺及安全性有关的常规试验（如性状、鉴别、检查、含量测定等）项目及**影响制剂性能的功能性试验（如黏度等）**。

28. 药物稳定性是指**原料药及制剂**保持其物理、化学、生物学和微生物学性质的能力。

29. 药物制剂稳定性变化一般包括化学、**物理**和生物学三个方面。

30. 化学不稳定性是指药物由于水解、氧化、还原、光解、异构化、聚合、脱羧，以及药物相互作用产生的化学反应，使药物**含量（或效价）、色泽**产生变化。

31. 制剂物理性能的变化，不仅使制剂质量下降，还可以引起化学变化和**生物学变化**。

32. 生物不稳定性是指由于**微生物污染滋长**，引起药物的酶败分解变质。可由内在和外部两方面的因素引起。

33. 药物由于化学结构的不同，外界环境不同，可发生不同类型的降解反应，**水解和氧化**是药物降解的两个主要途径。

34. 水解是药物降解的主要途径，属于这类降解的药物主要有**酯类（包括内酯）**、酰胺类（包括内酰胺）等。

35. 含有酯键的药物在水溶液中或吸收水分后，易发生水解反应，在 H^+ 或 OH^- 或广义酸碱的催化下，反应还可加速。**盐酸普鲁卡因**的水解可作为这类药物的代表。

36. 氯霉素比青霉素类抗生素稳定，但其水溶液仍易分解，在 pH 值 7 以下，主要是**酰胺水解**，生成氨基物与二氯乙酸。

37. 氯霉素类抗生素在 pH 值 2～7 范围内，pH 对水解速度影响不大。在**pH 值 6** 时最稳定，在 pH 值 2 以下或 pH 值 8 以上水解作用加速，而且在 pH 值 8 以上还有脱氯的水解作用。

38. 氯霉素水溶液 120℃ 加热，氨基物可进一步发生分解生成<u>对硝基苯甲醇</u>。

39. 氯霉素水溶液对光敏感，在 pH 值 5.4 暴露于日光下，变成**黄色沉淀**。

40. 目前常用的氯霉素制剂主要是<u>氯霉素滴眼液</u>，处方有多种。

41. 氯霉素溶液可用**100℃、30 分钟**灭菌，水解 3%～4%。

42. 利多卡因邻近酰胺基有较大的基团，由于**空间效应**，故不易水解。

43. 巴比妥类是酰胺类药物，在**碱性溶液**中容易水解。

44. 维生素 B、地西泮、碘苷等药物的降解主要是由于<u>水解作用</u>。

45. 药物氧化分解通常是<u>自氧化过程</u>。

46. 维生素 C 分子中含有**烯醇基**，极易氧化，氧化过程较为复杂。

47. 异构化分为**光学异构**、**几何异构**两种。

48. 左旋肾上腺素具有生理活性，其水溶液在 pH 值 4 左右产生**外消旋化**作用。

49. 毛果芸香碱在碱性 pH 时，α - 碳原子**差向异构化**后生成异毛果芸香碱。

50. 对氨基水杨酸钠在光、热、水分存在的条件下很易**脱羧**，生成间氨基酚，后者还可进一步氧化变色。

51. **药物结构**与光敏感性有一定的关系，如酚类和分子中有双键的药物，一般对光敏感。

52. 常见的对光敏感的药物有硝普钠、氯丙嗪、异丙嗪、核黄素、氢化可的松、泼尼松、叶酸、维生素 A、维生素 B、辅酶 Q10、硝苯地平等。其中**硝普钠**对光极不稳定。

53. 对于易氧化的品种，**除去氧气**是防止氧化的根本措施。

54. 铜、铁、钴、镍、锌、铅等离子都有促进氧化的作用，它们主要是**缩短氧化作用的诱导期**，增加游离基生成的速度。

55. 药物制剂稳定化方法有控制温度、调节 pH、改变溶剂、**控制水分及湿度**、遮光、驱逐氧气、加入抗氧剂或金属离子络合剂、稳定化的其他方法。

56. 采用干法制粒、**流化喷雾制粒**代替湿法制粒，可提高易水解药物片剂的稳定性。

57. 将蒸馏水煮沸**5 分钟**，可完全除去溶解的氧，但冷却后空气中的氧仍可溶入，应立即使用，或贮存于密闭的容器中。

58. 抗氧剂根据其溶解性能可分为**水溶性和油溶性**两种。

59. 常用的**水溶性抗氧剂**有亚硫酸钠、亚硫酸氢钠、焦亚硫酸钠、硫代硫酸钠、硫脲、维生素 C、半胱氨酸等。

60. 焦亚硫酸钠和亚硫酸氢钠适用于**弱酸性溶液**。

61. 亚硫酸钠常用于**偏碱性药物溶液**。

62. 硫代硫酸钠在酸性药物浴液中可析出硫细颗粒沉淀，故只能用于**碱性药物溶液**。

63. 亚硫酸氢钠可与肾上腺素在水溶液中形成无生理活性的**磺酸盐化合物**。

64. 常用的金属离子络合剂有依地酸二钠、枸橼酸、酒石酸等，**依地酸二钠**最为常用，其浓度一般为 0.005% ~0.05%。

65. 药物稳定性试验方法有**影响因素试验**、加速试验、长期试验（留样观察法）。

66. 对于药物降解，常用降解 10%所需的时间，称为十分之一衰期，记作$t_{0.9}$，通常定义为有效期。

67. 药品标签中的有效期应当按照年、月、日的顺序标注，年份用**四位数字**表示，月、日用两位数表示。

68. 药品标签中的有效期标注到日，应当为起算日期对应年月日的**前一天**。

69. 药物配伍使用的目的：利用协同作用，以增强疗效；**提高疗效，延缓或减少耐药性**；利用拮抗作用，以克服某些药物的不良反应；预防或治疗合并症或多种疾病。

70. 药理学的配伍变化是指药物合并使用后，发生**协同作用、拮抗作用或毒副作用**。

71. 药剂学的配伍变化是指药物在**制备、贮藏和使用**过程中发生的物理或化学方面的配伍变化。

72. 配伍禁忌分为物理性、化学性和**药理性**三类。

73. 药理学配伍禁忌是指配伍后发生的药效变化，如**增加毒性**等。

74. 黄连素和黄芩苷在溶液中能产生**难溶性沉淀**。

75. 硝酸银遇含氯化物的水溶液即**产生沉淀**。

76. 20%磺胺嘧啶钠注射液（pH 值为 9.5～11），**与10%葡萄糖注射液（pH 值为 3.5～5.5）**混合后，由于溶液 pH 的明显改变（pH 值小于 9.0），可使磺胺嘧啶析出结晶，这种结晶从静脉进入微血管可能造成栓塞。

77. 酸性药物盐酸氯丙嗪注射液同**碱性药物异戊巴比妥钠注射液**混合，能发生沉淀反应。

78. 在葡萄糖溶液中不能加入的药物有**氨茶碱、氢化可的松**、卡那霉素、新生霉素、可溶性磺胺药、华法林等。

79. 复方氯化钠注射液（林格注射液）中不能加入的药物有**促皮质素、两性霉素 B**、间羟胺、去甲肾上腺素、四环素类抗生素等。

80. 拆除外包装的零售药品应当**集中存放**。

81. 药品与非药品、外用药与其他药品分开存放，中药材和中药饮片**分库存放**。

82. 碳酸盐、碳酸氢钠与酸类药物配伍发生中和反应，产生**二氧化碳**。

83. 溴化铵、氯化铵或乌洛托品与强碱性药物配伍，溴化铵和利尿药配伍，产生**氨气**。

84. 乌洛托品与酸类或酸性药物配伍，产生**甲醛**。

85. 胶体分散体系加到含有电解质的输液中，会因盐析作用而产生**凝聚**。

86. 磺胺嘧啶钠注射液与葡萄糖输液混合后，**2 小时**左右出现沉淀。

87. 药品的包装材料（药包材）可分别按**使用方**

式、材料组成及形状进行分类。

88. Ⅱ类药包材指**直接接触药品，但便于清洗**，在实际使用过程中，经清洗后需要并可以消毒灭菌的药品包装用材料、容器（如玻璃输液瓶、输液瓶胶塞、玻璃口服液瓶等）。

89. Ⅰ类药包材指**直接接触药品且直接使用**的药品包装用材料、容器（如塑料输液瓶或袋、固体或液体药用塑料瓶等）。

90. 储存药品相对湿度为**35％～75％**。

91. 在人工作业的库房储存药品，按质量状态实行色标管理：合格药品为**绿色**，不合格药品为**红色**，待确定药品为**黄色**。

92. 药品按批号堆码，不同批号的药品不得混垛，垛间距不小于 5cm，与库房内墙、顶、温度调控设备及管道等设施间距不小于 30cm，与地面间距不小于**10cm**。

历年考题

【A 型题】1. 属于非经胃肠道给药的制剂是（　　）

A. 维生素 C 片　　　　B. 西地碘含片

C. 盐酸环丙沙星胶囊　　D. 布洛芬混悬滴剂

E. 氯雷他定糖浆

【考点提示】B。经胃肠道给药剂型是指给药后药物经胃肠道吸收后发挥疗效，如溶液剂、糖浆剂、颗粒剂、胶囊剂、散剂、丸剂、片剂等。非经胃肠道给药剂型是指除胃肠道给药途径以外的其他所有剂型，包括：①注射给药：如注射剂；②皮肤给药：如外用溶液剂、洗剂、软膏剂、贴剂、凝胶剂等；③口腔给药：如漱口剂、含片、舌下片剂、膜剂等；④鼻腔给药：如滴鼻剂、喷雾剂、粉雾剂等；⑤肺部给药：如气雾剂、吸入剂、粉雾剂等；⑥眼部给药：如滴眼剂、眼膏剂、眼用凝胶、植入剂等；⑦直肠、阴道和尿道给药：如灌肠剂、栓剂等。

【A型题】2. 静脉注射地西泮速度过快时引起的不良反应是（　　）

A. 惊厥　　　　　　　　B. 心跳加快

C. 血钙下降　　　　　　D. 血糖升高

E. 呼吸暂停

【考点提示】E。地西泮注射液，可用于抗癫痫和抗惊厥；静脉注射为治疗癫痫持续状态的首选药，对破伤风轻度阵发性惊厥也有效；静注可用于全麻的诱导和麻醉前给药。药物过量出现持续的精神错乱、严重嗜睡、抖动、语言不清、蹒跚、心跳异常减慢、呼吸短促或困

难、严重乏力。超量或中毒宜及早对症处理，最重要的
是对呼吸循环方面的支持疗法。

【B型题】（3~5题共用选项）

    A. 药理学的配伍变化   B. 给药途径的变化

    C. 适应证的变化   D. 物理学的配伍变化

    E. 化学的配伍变化

3. 将氯霉素注射液加入5%葡萄糖注射液中，氯霉素从溶液中析出属于（　　）

4. 多巴胺注射液加入5%碳酸氢钠溶液中逐渐变成粉红色属于（　　）

5. 异烟肼合同香豆素类药物抗凝血作用属于（　　）

【考点提示】D、E、A。溶解度改变为物理学的配伍变化。某些溶剂性质不同的制剂相互配合使用时，常因药物在混合后的溶液体系中的溶解度较小而析出沉淀，包括提取、制备过程发生溶解度改变、吸附、盐析、增溶等现象。例如氯霉素注射液（含乙醇、甘油或丙二醇等）加入5%葡萄糖注射液中时往往析出氯霉素。但当输液中氯霉素的浓度低于0.25%则不致析出沉淀。变色为化学的配伍变化。药物间引起氧化、还原、聚合、分解等反应时，有时产生有色化合物或发生颜色变化，如含有酚羟基的药物与铁盐相遇，可使颜色变深；

如维生素 C 与烟酰胺，即使干燥粉末混合也会变色；多巴胺注射液与碳酸氢钠注射液配伍后会逐渐变成粉红至紫色；氨茶碱或异烟肼与乳糖混合变成黄色。协同作用系指两种以上药物合并使用后，使药物作用增加。协同作用又可分为相加作用和增强作用，属于药理学的配伍变化。异烟肼合同香豆素类药物抗凝血作用属于药理学的配伍变化。

【X型题】6. 提高药物稳定性的方法有（　　　）

A. 对水溶液不稳定的药物，制成固体制剂

B. 为防止药物受环境中的氧气、光线等影响，制成微囊或包合物

C. 对遇湿不稳定的药物，制成包衣制剂

D. 对不稳定的有效成分，制成前体药物

E. 对生物制品，制成冻干粉制剂

【考点提示】ABCDE。

稳定化的其他方法：

（1）改进剂型或生产工艺：①制成固体制剂：凡在水溶液中不稳定的药物，制成固体剂型可显著改善其稳定性。供口服的有片剂、胶囊剂、颗粒剂等；供注射的无菌粉针剂，是目前青霉素类、头孢菌素类抗生素的基本剂型；还可制成膜剂，如硝酸甘油制成片剂的过程

中，药物的含量和均匀度均降低，将其制成膜剂，由于成膜材料聚乙烯醇对硝酸甘油的物理包覆作用使其稳定性提高。②制成微囊或包合物：采用微囊化和包合技术，可防止药物因受环境中的氧气、湿度、水分、光线的影响而降解，或因挥发性药物挥发而造成损失，从而增加药物的稳定性。如维生素 A 制成微囊后稳定性提高；维生素 C、硫酸亚铁制成微囊，可防止氧化。如易氧化的盐酸异丙嗪制成 p–环糊精包合物，稳定性较原药提高；苯佐卡因制成 β–环糊精包合物后，减小了其水解速度，提高了稳定性。③采用直接压片或包衣工艺：对一些遇湿热不稳定的药物压片时，可采用粉末直接压片、结晶药物压片或干法制粒压片等工艺。包衣也可改善药物对光及湿热的稳定性，如氯丙嗪、异丙嗪、对氨基水杨酸钠等，均制成包衣片；维生素 C 用微晶纤维素和乳糖直接压片并包衣，其稳定性提高。

（2）制备稳定的衍生物：药物的化学结构是决定制剂稳定性的内因，不同的化学结构具有不同的稳定性。对不稳定的成分进行结构改造，如制成盐类、酯类、酰胺类或高熔点衍生物，可以提高制剂的稳定性。将有效成分制成前体药物，也是提高其稳定性的一种方法。

（3）加入干燥剂及改善包装：易水解的药物可与某些吸水性较强的物质混合压片，这些物质起到干燥剂的作用，吸收药物所吸附的水分，从而提高了药物的稳定性。如用 3% 二氧化硅作干燥剂可提高阿司匹林的稳定性。

第三节　药学专业知识

必背采分点

1. 执业药师的核心价值是在其执业的实践中应用掌握的知识来**维护公众和患者的健康和安全**。

2. 执业药师的业务包括：了解药物的性质和药效，药品的成分及药品是如何用来防病治病、减轻症状或协助诊断的；保障患者使用高质、安全和有效的药物，确保患者了解如何用药，使用的药品治疗什么疾病和需治疗的时间长短，强调**正确使用药物的注意事项**；为患者提供药物信息及正确使用处方药和非处方药的咨询。

3. 化学药物是以**化合物**作为其物质基础，以药物发挥的功效（生物效应）作为其应用基础。

4. 不断研究和**开发新药**是药物化学学科的根本任务。

5. 药剂学的研究内容有：基本理论、处方设计、**制**

备工艺、质量控制和合理应用等 5 个方面。

6. 药物化学是建立在多种化学学科和生物学科基础上的一门学科，其研究内容涉及药物的**发现、发展、鉴定**及药物在体内的作用、变化等。

7. 近年来，国内外制药行业投入大量的人力、物力和财力相继研究，开发了多种具有"三效"（高效、速效、长效）、"三定"**（定时、定位、定量）**特征的新剂型和新制剂，提高了药物的临床疗效和用药依从性，降低了药物的不良反应，获得了较大的社会和经济效益。

8. 生物药剂学中的生物因素主要包括：①种族差异；②性别差异；③年龄差异；④**遗传因素**；⑤生理和病理条件的差异。

9. 药理学的任务就是阐明药物的作用、作用机制及**药物在体内的动态变化规律**。

10. 新药的研究开发一般包括：目标化合物的寻找和获得、**药效学筛选**、药学研究、安全性评价及临床研究。

11. **疗效**是评价药物能否上市应用的首要指标。

12. 药效试验一般采用体内、体外两种方法，其中一种必须是**正常或病理模型的**动物。

13. 受试药应设有阳性对照和**空白对照**。

14. 毒理学的研究目的是为了掌握受试药的主要毒性反应，了解毒性发生的靶部位、毒性的可逆性，确定**毒性的剂量范围**，为临床研究提供参考资料，保证临床研究用药安全。

15. 长期毒性试验应选用两种动物，一般为**大鼠和犬**。

16. 长期毒性试验给药的期限：大鼠最长**6 个月**，犬最长 9 个月；至少设高、中、低 3 个剂量，高剂量应使动物出现毒性反应或病理改变，甚至部分动物死亡。

17. 受试药的临床研究应当符合《药品临床试验质量管理规范（GCP)》的有关规定，试验依次分 Ⅰ 、Ⅱ 、**Ⅲ 、Ⅳ期**。

18. Ⅰ期临床试验为人体安全性评价试验，一般选**20 ~ 30 例**健康成年志愿者，观察人体对于受试药的耐受程度和人体药动学特征，为制定临床研究的给药方案提供依据。

19. Ⅱ期临床试验为初步药效学评价试验，采用随机、双盲、对照试验，完成例数**大于 100 例**，对受试药的有效性和安全性做出初步评价，推荐临床给药剂量。

20. Ⅲ期临床试验为扩大的多中心临床试验，试验应遵循随机、对照的原则，进一步评价受试药的有效性、安全性、利益与风险。完成例数**大于300例**，为受试药的新药注册申请提供依据。

21. Ⅳ期临床试验为批准上市后的监测，也叫售后调研，是**受试新药上市**后在社会人群大范围内继续进行的安全性和有效性评价，在广泛、长期使用的条件下考察其疗效和不良反应，该期对最终确立新药的临床价值有重要意义。

22. 药物分析学是以**生物化学、有机化学、药物化学**等学科为基础，利用分析化学与计算机科学，为药品质量评价与保障提供基本理论与基本方法，并为新药研发与临床合理用药提供依据。

23. 药品质量标准是药品质量保障的基础，在新药进入临床试验或批准生产上市之前，须进行药物的**结构确证、质量研究、稳定性研究**，并制定与各阶段相应的药品质量标准，以保障药品质量的稳定与可控。

24. 药品稳定性研究包括：影响因素试验、**加速试验**与长期试验。

25. 药品稳定性研究的目的是为了了解药物的**固有稳定性**与环境因素对稳定性的影响，以确定药品的包装贮存条件及有效期。

历年考题

【A 型题】新药Ⅳ期临床试验的目的是(　　)

A. 在健康志愿者中检验受试药的安全性

B. 在患者中检验受试药的不良反应发生情况

C. 在患者中进行受试药的初步药效学评价

D. 扩大试验，在 300 例患者中评价受试药的有效性、安全性、利益与风险

E. 受试新药上市后在社会人群中继续进行安全性和有效性评价

【考点提示】E。Ⅳ期临床试验为批准上市后的监测，也叫售后调研，是受试新药上市后在社会人群大范围内继续进行的安全性和有效性评价，在广泛、长期使用的条件下考察其疗效和不良反应，该期对最终确立新药的临床价值有重要意义。

第二章 药物的结构与药物作用

第一节 药物理化性质与药物活性

必背采分点

1. 药物的理化性质主要有药物的溶解度、**分配系数**和解离度。

2. 药物具有**水溶解性**是药物可以口服的前提，也是药物穿透细胞膜和在体内转运的必要条件。

3. 在药学研究中，评价药物亲水性或亲脂性大小的标准是药物的脂水分配系教，用 **P** 来表示，其定义为：药物在生物非水相中物质的量浓度与在水相中物质的量浓度之比。

4. 由于生物非水相中药物的浓度难以测定，通常使用**正辛醇**中药物的浓度来代替。

5. C_{org} 表示药物在生物非水相或正辛醇中的浓度；C_w 表示药物在水中的浓度。

6. 一般情况下，当药物的脂溶性较低时，随着脂溶性增大，药物的吸收性提高，当达到最大脂溶性后，再增大脂溶性，则药物的吸收性降低，吸收性和脂溶性呈近似于**抛物线**的变化规律。

7. 药物的吸收、分布、排泄过程是在水相和脂相间经多次分配实现的，因此要求药物既具有**脂溶性**又有水溶性。

8. 生物药剂学分类系统根据药物溶解性和肠壁渗透性的不同组合将药物分为**四类**。

9. 第Ⅰ类是高水溶解性、高渗透性的两亲性分子药物，其体内吸收取决于**胃排空速率**，如普萘洛尔、依那普利等。

10. 第Ⅱ类是低水溶解性、高渗透性的亲脂性分子药物，其体内吸收取决于**溶解速率**，如双氯芬酸、卡马西平、吡罗昔康等。

11. 第Ⅲ类是高水溶解性、低渗透性的水溶性分子药物，其体内吸收受**渗透效率**影响，如雷尼替丁、纳多洛尔、阿替洛尔等。

12. 第Ⅳ类是低水溶解性、低渗透性的疏水性分子药物，其体内吸收**比较困难**，如特非那定、酮洛芬、呋塞米等。

13. 由于体内不同部位 pH 不同，影响药物的解离程度，使解离形式和非解离形式药物的比例发生变化，这种比例的变化与**药物的解离常数（pK_a）和体液介质的 pH** 有关。

14. 根据药物的**解离常数（pK_a）**可以决定药物在胃和肠道中的吸收情况，同时还可以计算出药物在胃液和肠液中离子型和分子型的比率。

15. 弱酸性药物如水杨酸和巴比妥类药物在酸性的胃液中几乎不解离，呈分子型，易在**胃中**吸收。

历年考题

【A 型题】1. 酸类药物成酯后，其理化性质变化是（　　）

  A. 脂溶性增大，易离子化

  B. 脂溶性增大，不易通过生物膜

  C. 脂溶性增大，刺激性增加

  D. 脂溶性增大，易吸收

  E. 脂溶性增大，与碱性药物作用强

【考点提示】D。羧酸成酯可增大脂溶性，易被吸收。酯基易与受体的正电部分结合，其生物活性也较强。羧酸成酯的生物活性与羧酸有很大区别。酯类化合物进入体内后，易在体内酶的作用下发生水解反应生成羧酸。利用这一性质，将羧酸制成酯的前药，既增加药物吸收，又降低药物的酸性，减少对胃肠道的刺激性。

【A型题】2. 有机药物多数为弱酸或弱碱，在体液中只能部分解离，以解离的形式非解离的形式同时存在于体液中，当 pH = pK_a时，分子型和离子型药物所占的比例分别为(　　)

A. 90% 和 10%

B. 10% 和 90%

C. 50% 和 50%

D. 33.3% 和 66.7%

E. 66.7% 和 33.3%

【考点提示】C。酸性药物的 pK_a值大于消化道体液 pH 时（pK_a > pH），分子型药物所占比例高；当 pK_a = pH 时，非解离型和解离型药物各占一半；当 pH 变动一个单位时，［非解离型药物/离子型药物］的比例也随即变动 10 倍。通常酸性药物在 pH 低的胃中、碱性药物在 pH 高的小肠中的非解离型药物量增加，吸收也增加，反之都减少。

【B型题】(3~4 题共用选项)

A. 渗透效率　　　　　B. 溶解速率

C. 胃排空速度　　　　D. 解离度

E. 酸碱度

生物药剂学分类系统根据药物溶解性和肠壁渗透性

的不同组合将药物分为四类。

3. 阿替洛尔属于第Ⅲ类，是高水溶性、低渗透性的水溶性分子药物，其体内吸收取决于(　　)

4. 卡马西平属于第Ⅱ类，是低水溶性、高渗透性的亲脂性分子药物，其体内吸收取决于(　　)

【考点提示】A、B。Ⅲ型药物跨膜转运是限速过程，增加药物脂溶性来改善药物的渗透性；Ⅱ型药物溶出是限速过程，通过增加溶解度和溶出速度来改善。

第二节　药物结构与药物活性

必背采分点

1. 化学合成药物中的有机药物、天然药物及其半合成药物都是有机化合物，这些药物都是由一个核心的主要骨架结构（又称母核）和与之相连接的**基团或片段（又称为药效团）**组成。

2. 药物中的母核主要起到**连接作用**，将各种基团或结构片段组合在一起形成一个药物结构，各种基团或结构片段起到与药物作用靶标相结合的作用。

3. 药物的母核主要有**脂环（含萜类和甾体）**、芳环和芳杂环等。

4. 羟甲戊二酰辅酶 A 还原酶抑制剂类降血脂药物，洛伐他汀和辛伐他汀的母核均是**六氢萘**。

5. 氟伐他汀的母核是**吲哚环**。

6. 阿托伐他汀的母核是**吡咯环**。

7. 瑞舒伐他汀的母核是**嘧啶环**。

8. 卤素是很强的吸电子基，可影响**药物分子间的电荷分布**和脂溶性及药物作用时间。

9. 醚类化合物由于醚中的氧原子**有孤对电子，能吸引质子**，具有亲水性。

10. 碳原子具有**亲脂性**，使醚类化合物在脂－水交界处定向排布，易于通过生物膜。

11. 硫醚与醚类化合物的不同点是前者可**氧化成亚砜或砜**，它们的极性强于硫醚。

12. 酯类化合物进入体内后，易在体内酶的作用下发生水解反应生成**羧酸**。

13. 各种物质通过生物膜（或细胞膜）的现象称为**膜转运**。

14. 药物的跨膜转运方式大致可分为三种：被动转运、载体媒介转运和**膜动转运**。

15. 载体媒介转运需要借助生物膜上的**转运蛋白**的作用，使药物透过生物膜而被吸收。

16. 小肠上皮细胞的寡肽药物转运体（PEPT1）是

介导药物吸收的摄取性转运体。PEPT1 典型的底物为**二肽、三肽类药物**。

17. 奎尼丁与地高辛同时给药时，地高辛的血药浓度**明显升高**。

18. 对于吸收较差的药物，可通过**结构修饰的方法**增加转运体对药物的转运，从而增加药物的吸收。

19. 90%以上的药物代谢都要通过**肝微粒体酶的细胞色素**。

20. 细胞色素 CYP 抑制剂大致可分为三种类型：可逆性抑制剂、不可逆性抑制剂和**类不可逆性抑制剂**。

21. 含氮杂环，如咪唑、吡啶等，可以和血红素中的铁离子螯合，形成可逆性的作用，因此对 CYP 具有**可逆抑制作用**。

22. 抗真菌药物酮康唑对 CYP3A4 可产生**可逆性抑制作用**。

23. 目前，药物导致的**获得性长 Q – T 综合征**成为已上市药品撤出市场的主要原因。

24. 药物在和生物大分子作用时，一般是通过键合的形式进行结合，这种键合形式有**共价键和非共价键**两大类。

25. 共价键键合是一种**不可逆的**结合形式，与发生的有机合成反应相类似。

26. 非共价键键合是**可逆的**结合形式，其键合的形式有范德华力、氢键、疏水键、静电引力、电荷转移复合物、偶极相互作用力等。

27. **氢键**是有机化学中最常见的一种非共价作用形式，也是药物和生物大分子作用的最基本化学键合形式。

28. 在药物和受体分子中，当碳原子和其他电负性较大的原子，如 N、O、S、卤素等成键时，由于电负性较大原子的诱导作用使得电荷分布不均匀，导致电子的不对称分布，产生**电偶极**。

29. 范德华引力是非共价键键合方式中最弱的一种。范德华引力随着**分子间的距离缩短**而加强。

30. 电荷转移复合物发生在缺电子的电子接受体和富电子的电子供给体之间，当这两种分子相结合时，电子将在电子供给体和电子接受体之间转移，形成电荷转移复合物。这种复合物实质是分子间的**偶极－偶极**相互作用。

31. 范德华引力来自于**分子间暂时偶极**产生的相互吸引。

历年考题

【B 型题】（1~3 题共用选项）

A. 羟基   B. 硫醚

C. 羧酸   D. 卤素

E. 酰胺

1. 可氯化成亚砜或砜，使极性增加的官能团是（　　）

2. 有较强的吸电子性，可增强脂溶性及药物作用时间的官能团是（　　）

3. 可与醇类成酯，使脂溶性增大，利于吸引的官能团是（　　）

【考点提示】B、D、C。硫醚与醚类化合物的不同点是前者可氧化成亚砜或砜，它们的极性强于硫醚。卤素是很强的吸电子基，可影响药物分子间的电荷分布和脂溶性及药物作用时间。羧酸成酯可增大脂溶性，易被吸收。

【B 型题】（4~6 题共用选项）

A. 共价键

B. 氢键

C. 离子－偶极和偶极－偶极相互作用

D. 范德华引力

E. 疏水性相互作用

4. 乙酰胆碱与受体作用，形成的主要键合类型是（　　）

5. 烷化剂环磷酰胺与 DNA 碱基之间，形成的主要键合类型是（　　）

6. 碳酸与碳酸酐酶的结合，形成的主要键合类型是（　　）

【考点提示】C、A、B。离子－偶极、偶极－偶极相互作用常见于羰基类化合物，如乙酰胆碱和受体的作用。烷化剂类抗肿瘤与 DNA 鸟嘌呤碱基形成共价结合键。碳酸和碳酸酐酶通过氢键结合。

第三节　药物化学结构与药物代谢

必背采分点

1. 药物代谢是通过生物转化将药物（通常是非极性分子）转变成**极性分子**，再通过人体的正常系统排泄至体外的过程。

2. 第 I 相生物转化，也称为**药物的官能团化反应**，是体内的酶对药物分子进行的氧化、还原、水解、羟基化等反应，在药物分子中引入或使药物分子暴露出极性基团，如羟基、羧基、巯基、氨基等。

3. 第Ⅱ相生物结合，是将第Ⅰ相中药物产生的极性基团与**体内的内源性成分**，如葡萄糖醛酸、硫酸、甘氨酸或谷胱甘肽，经共价键结合，生成极性大、易溶于水和易排出体外的结合物。

4. 含芳环的药物主要发生氧化代谢，是在体内肝脏CYP 450酶系催化下，首先将**芳香化合物氧化成环氧化合物**，然后在质子的催化下发生重排生成酚，或被环氧化物水解酶水解生成二羟基化合物，生成的环氧化合物还会在谷胱甘肽 S – 转移酶的作用下和谷胱甘肽生成硫醚，促进代谢产物的排泄。

5. 环氧化物若和体内生物大分子如 DNA 或 RNA 中的亲核基团反应，生成共价键的结合物，而使生物大分子失去活性，则**产生毒性**。

6. 由于烯烃化合物比芳香烃的 π 键活性大，因此烯烃化合物也会被代谢生成**环氧化合物**。

7. 长碳链的烷烃常在碳链末端甲基上氧化生成羟基，羟基化合物可被脱氢酶进一步氧化生成羧基，称为**ω – 氧化**。

8. 氧化还会发生在碳链末端倒数第二位碳上，称**ω – 1 氧化**。

9. 烷烃化合物除了 ω – 氧化和 ω – 1 氧化外，还会在有支链的碳原子上发生氧化，主要生成**羟基化合物**。

10. 在体内一部分卤代烃和谷胱甘肽形成硫醚氨酸结合物代谢排出体外，其余的在体内经氧化脱卤素反应和**还原脱卤素反应**进行代谢。

11. **氧化脱卤素反应**是许多卤代烃的常见代谢途径。

12. 胺类药物的氧化代谢主要发生在两个部位，一是在和氮原子相连接的碳原子上，发生 N - 脱烷基化和脱氨反应；另一个是发生 **N - 氧化反应**。

13. 烷基碳原子当和 sp^2 碳原子相邻时，由于受到 sp^2 碳原子的作用，使其活化反应性增强，在 **CYP450 酶系**的催化下，易发生氧化生成羟基化合物。

14. 含氧药物主要有醚类药物、**醇类药物**、酮类药物和羧酸类药物。

15. 醚类药物在肝脏微粒体混合功能酶的催化下，进行**氧化 O - 脱烷基化反应**，生成醇或酚，以及羰基化合物。

16. 药物分子中醚的基团大部分是**芳香醚**，如可待因、维拉帕米、多巴胺、非那西汀等。

17. 含醇羟基的药物在体内醇脱氢酶的催化下，脱氢氧化得到相应的**羰基化合物**。

18. 催化伯醇氧化生成醛的醇脱氢酶是**双功能酶**，

既能催化伯醇氧化生成醛，也会催化醛还原生成醇。

19. **伯醇和伯胺**经代谢后生成醛是醇类和羧酸类药物产生毒性的根源。

20. 酮类药物在酶的催化下经代谢生成相应的仲醇。由于药物结构中的酮绝大多数是不对称酮，还原后得到的醇的结构中往往会引入新的手性碳原子，而产生光学异构体，体内酶的催化反应通常具有**立体选择性**。

21. 含硫原子的药物相对来讲比含氮、氧原子的药物少，主要有硫醚、**含硫羰基化合物**、亚砜和砜类。

22. 含硫的药物中硫醚类药物主要经历 **S - 脱烷基** 和 S - 氧化。

23. 亚砜类药物可经过氧化成砜或还原成**硫醚**。

24. 芳香或脂肪族的硫醚通常在酶的作用下，经氧化 S - 脱烷基生成**硫醚和羰基化合物**。

25. 硫醚类药物除发生氧化脱 S - 烷基代谢外，还会在**黄素单加氧酶或 CYP450 酶**的作用下，氧化生成亚砜，亚砜还会被进一步氧化生成砜。

26. 硫羰基化合物通常见于**硫代酰胺和硫脲**的代谢。

27. 抗肿瘤药物噻替哌在体内可被脱硫代谢生成另一个抗肿瘤药物**替哌**。

28. 芳香族硝基在代谢还原过程中可被 CYP450 酶系消化道细菌硝基还原酶等酶催化，还原生成**芳香胺基**。

29. 氯霉素中的对硝基苯基经生物转化还原生成**对氨基苯化合物**。

30. 谷胱甘肽和酰卤的反应是**体内解毒的反应**。

31. **与氨基酸的结合反应**是体内许多羧酸类药物和代谢物的主要结合反应。

32. 参加反应的氨基酸主要是生物体内内源性的氨基酸或是从食物中可以得到的氨基酸，其中以**甘氨酸**的结合反应最为常见。

33. 在与氨基酸结合反应中，主要是取代的**苯甲酸**参加反应。

34. 谷胱甘肽的结合反应大致上有亲核取代反应（SN2）、**芳香环亲核取代反应**、酰化反应、Michael 加成反应及还原反应。

历年考题

【A 型题】1. 属于药物代谢第 II 相反应的是(　　)

A. 氧化 　　　　　　B. 羟基化

C. 水解 　　　　　　D. 还原

E. 乙酰化

【考点提示】E。药物结构与第Ⅱ相生物转化的规律中乙酰化反应是含伯氨基（包括脂肪胺和芳香胺）、氨基酸、磺酰胺、肼和酰肼等基团药物或代谢物的一条重要代谢途径，乙酰化反应是将体内亲水性的氨基结合形成水溶性小的酰胺。乙酰化反应一般是体内外来物的去活化反应。乙酰化反应是在酰基转移酶的催化下进行的，以乙酰辅酶 A 作为辅酶，进行乙酰基的转移。

【A 型题】2. 不属于葡萄糖醛酸结合反应的类型是(　　)

A. O – 葡萄糖醛苷化

B. C – 葡萄糖醛苷化

C. N – 葡萄糖醛苷化

D. S – 葡萄糖醛苷化

E. P – 葡萄糖醛苷化

【考点提示】E。葡萄糖醛酸的结合反应共有四种类型：O –、N –、S – 和 C – 的葡萄糖醛苷化。

【X 型题】3. 属于第Ⅱ相生物转化的反应有(　　)

A. 对乙酰氨基酚和葡萄糖醛酸的结合反应

B. 沙丁胺醇和硫酸的结合

C. 白消安和谷胱甘肽的结合反应

D. 对氨基水杨酸的乙酰化结合反应

E. 肾上腺素的甲基化结合反应

【考点提示】ABCDE。属于第Ⅱ相生物转化反应的有与葡萄糖醛酸的结合反应、与硫酸的结合、与氨基酸的结合反应、与谷胱甘肽的结合反应、乙酰化结合反应、甲基化结合反应。

第三章 药物固体制剂和液体制剂与临床应用

第一节 固体制剂

必背采分点

1. 固体制剂系指散剂、颗粒剂、胶囊剂、片剂等以固体形式给药的药物制剂，可供**口服或外用**。

2. 基于其剂型的独特优势，**固体制剂**是临床应用中的首选剂型，也是医药工业中新药研发的重要剂型，约占药物制剂的70%以上。

3. 按照药物释放速度的快慢分类，可以将固体制剂分为**速释固体制剂**、缓控释固体制剂和普通固体制剂。

4. 与其他剂型相比，固体制剂具有的共同特点：物理、化学稳定性好，生产工艺较成熟，生产成本较低。制备过程的前处理需经历相同的单元操作。药物在体内需**先溶解后再被吸收**进入血液循环。剂量较易控制。贮存、运输、服用及携带方便。

5. 化学药局部用散剂和用于烧伤或严重创伤的外用散剂及儿科用中药散剂，按**单筛分法依法**检查，通过七号筛（120目，125μm）的粉末重量不得少于95%。

6. 除另有规定外，颗粒剂的粒度，不能通过一号筛（2000μm）与能通过五号筛（180μm）的总和不得超过供试量的**15%**；按药典方法检测，干燥失重减失重量不得过20%。

7. 片剂的质量检查项目主要包括：外观均匀度、硬度、重量差异（含量均匀度）、崩解时限（溶出度或释放度）、微生物限度等。片剂外观应完整光洁，色泽均匀；硬度适宜并具有一定的**耐磨性**；含量限度、重量差异或含量均匀度、崩解时限（溶出度或释放度）、微生物限度等需符合药典相关要求。

8. 胶囊剂的质量检查项目主要包括：水分、**装量差异（含量均匀度）**、崩解时限（溶出度）、微生物限度。

9. 散剂按使用方法主要分为口服散剂与**局部用散剂**。

10. 散剂按药物组成数目主要分为**单散剂与复散剂**。

11. 分剂量散剂是指将散剂分装成单独剂量后再由患者按包服用，是**内服散剂**的常用形式。

12. 不分剂量散剂是指按医嘱由患者自己分取剂量的散剂，是**外用散剂**的常用形式。

13. 胶囊剂的优点：掩盖药物的不良嗅味，提高药物稳定性；**起效快、生物利用度高**；帮助液态药物固体剂型化；药物缓释、控释和定位释放。

14. 供制散剂的药物均应粉碎。除另有规定外，口服散剂应为细粉，**局部用散剂**应为最细粉。

15. 散剂可单剂量包（分）装和多剂量包装，多剂量包装者应附分剂量的用具。含有毒性药的口服散剂应**单剂量包装**。

16. 外用散剂和用于烧伤或严重创伤的中药外用散剂通过**七号筛**的粉末重量不得少于95%。

17. 中药散剂中一般含水量不得过**9%**。

18. 除中药散剂外，105℃干燥至恒重，减失重量不得过**2%**。

19. 外用或局部外用散剂的使用主要有**撒敷法和调敷法**。

20. 内服散剂应温水送服，服用后**半小时内**不可进食，服用剂量过大时应分次服用，以免引起呛咳。

21. 颗粒剂可分为可溶颗粒（通称为颗粒）、混悬颗粒、泡腾颗粒、**肠溶颗粒**、缓释颗粒和控释颗粒等。

22. 泡腾颗粒指含有**碳酸氢钠和有机酸**，遇水可放出大量气体而呈泡腾状的颗粒剂。

23. 肠溶颗粒系指采用肠溶材料包裹颗粒或其他适宜方法制成的颗粒剂。肠溶颗粒**耐胃酸**，而在肠液中释放活性成分或控制药物在肠道内定位释放，可防止药物在胃内分解失效，避免对胃的刺激。

24. 与散剂相比，颗粒剂具有的特点有：①**分散性、附着性、团聚性、引湿性**等较小；②服用方便，并可加入添加剂如着色剂和矫味剂，提高患者服药的顺应性；③通过采用不同性质的材料对颗粒进行包衣，可使颗粒具有防潮性、缓释性、肠溶性等；④通过制成颗粒剂，可有效防止复方散剂各组分由于粒度或密度差异而产生离析。

25. 颗粒剂一般不能通过一号筛与能通过五号筛的总和不得过**15%**。

26. 除另有规定外，中药颗粒剂中一般水分含量不得过**8.0%**

27. 可溶型、泡腾型颗粒剂应**加温开水冲服**，切忌放入口中用水送服。

28. 含片中的药物应是易溶性的，主要起局部消炎、杀菌、收敛、止痛或**局部麻醉**作用。

29. 舌下片中的药物与辅料应是易溶性的，主要适用于**急症的治疗**。

30. 片剂硬度适中，一般认为普通片剂的硬度在**50N 以上**为宜。

31. 片剂应符合崩解度或溶出度的要求，普通片剂的崩解时限是**15 分钟**；分散片、可溶片为 3 分钟；舌下片、泡腾片为 5 分钟；薄膜衣片为 30 分钟。

32. 肠溶衣片要求在盐酸溶液中**2 小时内**不得有裂缝、崩解或软化现象，在 pH 值 6.8 的磷酸盐缓冲液中 1 小时内全部溶解并通过筛网等。

33. 片剂由药物和辅料组成。辅科系指在片剂处方中除药物以外的所有附加物的总称。片剂的常用辅料主要有四大类：**稀释剂、黏合剂、崩解剂和润滑剂**。除此之外，还可根据需要加入着色剂、矫味剂等。

34. 理想的稀释剂应具有化学惰性和**生理学惰性**，且不影响药物有效成分的生物利用度。

35. 常用的稀释剂淀粉包括玉米淀粉、小麦淀粉、马铃薯淀粉，以**玉米淀粉**最为常用。

36. 常用稀释剂中的微晶纤维素，具有较强的结合力与良好的可压性，亦有"**干黏合剂**"之称。

37. 润湿剂系指本身没有黏性，而通过润湿物料诱发物料黏性的液体。常用的润湿剂有蒸馏水和乙醇，其中**蒸馏水**是首选的润湿剂。

38. 润滑剂（广义）按作用不同可以分为三类：助流剂、**抗黏剂**和润滑剂（狭义）。

39. 片剂发生裂开的现象叫作裂片，主要有顶裂和**腰裂**两种形式。

40. 片剂硬度不够，稍加触动即散碎的现象称为**松片**。主要原因是黏性力差，压缩压力不足等。

41. 包衣的基本类型包括糖包衣、薄膜包衣和压制包衣等，其中**压制包衣**在实际生产中不常用。

42. 薄膜包衣又分为胃溶型、肠溶型和**水不溶型**三种。

43. 糖包衣主要包括隔离层、**粉衣层**、糖衣层。

44. 糖包衣材料最后一层是**有色糖衣层**。

45. 根据对药物溶解度和释放模式的不同需求，可以把胶囊剂制备成硬胶囊、软胶囊（胶丸）、缓释胶囊、控释胶囊和**肠溶胶囊**。

46. 加入遮光剂的目的是增加药物对光的稳定性，常用材料为**二氧化钛**等。

47. 只有**裂痕片和分散片**可分开使用，其他片剂均不适宜分劈服用，尤其是糖衣片、包衣片和缓释、控释片。

48. 肠溶衣片、双层糖衣片可减少**胃肠道刺激**及胃酸和蛋白酶的破坏，因此需整片服用，不可嚼服和掰开服用。

49. 普罗帕酮片可引起局部麻醉，因此**不能嚼服**。

50. 服药溶液最好是**白开水**，水有加速药物在胃肠道的溶解、润滑，保护食管，冲淡食物和胃酸对药物的破坏，以及减少胃肠道刺激的作用。选用其他常见液体服药时应慎重。

51. 服药姿势最好采用**坐位或站位**服药。

历年考题

【A 型题】1. 适宜作片剂崩解剂的是（　　　）

A. 微晶纤维素　　　　　B. 甘露醇

C. 羧甲基淀粉钠　　　　D. 糊精

E. 羟丙纤维素

【考点提示】C。羧甲基淀粉钠为崩解剂；糊精为填充剂；微晶纤维素具有较强的结合力与良好的可压性，亦有"干黏合剂"之称；咀嚼片一般应选择甘露醇、山梨醇、蔗糖等水溶性辅料作填充剂和黏合剂；羟丙纤维素可作粉末直接压片黏合剂。

【A 型题】2. 关于散剂特点的说法，错误的是（　　　）

A. 粒径小、比表面积大

B. 易分散、起效快

C. 尤其适宜湿敏感药物

D. 包装、贮存、运输、携带较方便

E. 便于婴幼儿、老人服用

【考点提示】C。由于散剂的分散度较大，往往对制剂的吸湿性、化学活性、气味、刺激性、挥发性等性质影响较大，故对光、湿、热敏感的药物一般不宜制成散剂。

【B 型题】（3~5 题共用选项）

A. 3 分钟　　　　　　　　　B. 5 分钟

C. 15 分钟　　　　　　　　D. 30 分钟

E. 60 分钟

3. 普通片剂的崩解时限是(　　)

4. 泡腾片的崩解时限是(　　)

5. 薄膜包衣片的崩解时限是(　　)

【考点提示】C、B、D。普通片剂的崩解时限是 15 分钟；分散片、可溶片为 3 分钟；舌下片、泡腾片为 5 分钟；薄膜衣片为 30 分钟。

【B 型题】（6~7 题共用选项）

A. 气雾剂　　　　　　　　　B. 醑剂

C. 泡腾片　　　　　　D. 口腔贴片

E. 栓剂

6. 主要辅料中含有氢氟烷烃等抛射剂的剂型是(　　)

7. 主要辅料是碳酸氢钠和有机酸的剂型是(　　)

【考点提示】A、C。抛射剂一般可分为氯氟烷烃、氢氟烷烃、碳氢化合物及压缩气体四大类。

【B型题】(8~9题共用选项)

A. 丙二醇　　　　　　B. 醋酸纤维素酞酸酯

C. 醋酸纤维素　　　　D. 蔗糖

E. 乙基纤维素

片剂的薄膜包衣材料通常由高分子成膜材料组成，并可添加增塑剂、致孔剂（释放调节剂）、着色剂与遮光剂等

8. 常用的致孔剂是(　　)

9. 常用的增塑剂是(　　)

【考点提示】D、A。释放调节剂也称致孔剂，致孔剂一般为水溶性物质，用于改善水不溶性薄膜衣的释药速度。常见的致孔剂有蔗糖、氯化钠、表面活性剂和PEC等。增塑剂系指用来改变高分子薄膜的物理机械性质，使其更柔顺，增加可塑性的物质。主要有水溶性增

塑剂（如丙二醇、甘油、聚乙二醇等）和非水溶性增塑剂（如甘油三醋酸酯、乙酰化甘油酸酯、邻苯二甲酸酯等）。

【X型题】10. 某药物首过效应大，适应的制剂有（　　）

  A. 肠溶片   B. 舌下片

  C. 泡腾片   D. 经皮质制剂

  E. 注射剂

【考点提示】BDE。解析略。

【A型题】11. 片剂的规格系指（　　）

  A. 标示每片含有主药的重量

  B. 每片含有辅料的处方量

  C. 测得每片中主药的平均含量

  D. 每片重辅料的实际投入量

  E. 测得每片的平均重量

【考点提示】A。《中国药典》制剂通则中片剂项下规定：片剂系指原料药物或与适宜的辅料制成的圆形或异形的片状固体制剂。片剂外观应完整光洁，色泽均匀，有适宜的硬度和耐磨性，以免包装、运输过程中发生磨损或破碎，除另有规定外，非包衣片应符合片剂脆碎度检查法的要求。若片剂表面不完整或颜色不均匀，应视其破损或不均匀程度及其他项目的检验结果综合判定是否合格。片剂的规格系指标示每片含有主药的重量。

第二节 液体制剂

必背采分点

1. 液体制剂的优点：①药物以**分子或微粒状态**分散在介质中，分散程度高，吸收快，作用较迅速；②给药途径广泛，可以内服、外用；③易于分剂量，使用方便，尤其适用于婴幼儿和老年患者；④药物分散于溶剂中，能减少某些药物的刺激性，通过调节液体制剂的浓度，避免固体药物（溴化物、碘化物等）口服后由于局部浓度过高引起胃肠道刺激作用。

2. 液体制剂的缺点：①**药物分散度较大，易引起药物的化学降解**，从而导致失效；②液体制剂体积较大，携带运输不方便；③非均相液体制剂的药物分散度大，分散粒子具有很大的比表面积，易产生一系列物理稳定性问题；④水性液体制剂容易霉变，需加入防腐剂。

3. 为<u>改善药物的分散状态、提高产品的稳定性、掩盖其不良嗅味</u>等，液体制剂中常加入增溶剂、助悬剂、防腐剂等附加剂。

4. 理想的溶剂应符合以下要求：①毒性小、无刺激性、无不适的臭味；②化学性质稳定，不与药物或附加剂发生化学反应，不影响药物的含量测定；③对药物具有较好的<u>溶解性和分散性</u>。

5. 液体制剂的常用溶剂按极性大小分为：极性溶剂（如水、甘油、二甲基亚砜等）、<u>半极性溶剂（如乙醇、丙二醇、聚乙二醇等）</u>、非极性溶剂（脂肪油、液状石蜡、油酸乙酯、乙酸乙酯等）。

6. 增溶是指难溶性药物在表面活性剂的作用下，在溶剂中增加溶解度并形成溶液的过程。具增溶能力的表面活性剂称为增溶剂，被增溶的药物称为增溶质。增溶量为<u>每1g 增溶剂</u>能增溶药物的克数。

7. 以水为溶剂的液体制剂，增溶剂的最适亲水亲油平衡值（HLB 值）为 15～18，常用增溶剂为<u>聚山梨酯类、聚氧乙烯脂肪酸酯类</u>等。

8. 难溶性药物与加入的第三种物质在溶剂中形成可溶性分子间的络合物、缔合物或复盐等，以增加药物在溶剂中的溶解度，这第三种物质称为<u>助溶剂</u>。

9. 助溶剂可溶于水，多为<u>低分子化合物</u>，形成的络合物多为大分子。

10. 潜溶剂系指能形成**氢键**以增加难溶性药物溶解度的混合溶剂。能与水形成潜溶剂的有乙醇、丙二醇、甘油、聚乙二醇等。

11. 苯甲酸与苯甲酸钠的一般用量为 0.25% ~ 0.4%，水中的溶解度为 0.29%，**在pH 值 4 的介质**中作用最好，适用于内服和外用制剂作防腐剂。

12. 对羟基苯甲酸酯类亦称尼泊金类，有甲、乙、丙、丁四种酯，无毒，无味，无臭，不挥发，性质稳定，抑菌作用强，特别对**大肠埃希菌**有很强的抑制作用。

13. 山梨酸与山梨酸钾的常用浓度为 0.15% ~ 0.25%，对细菌和霉菌均有较强的抑菌效力，需在**酸性溶液**中使用，在 pH 值 4 时防腐效果最好。

14. 苯扎溴铵又称新洁尔灭，为阳离子型表面活性剂。本品无刺激性，溶于**水、乙醇**。在酸性、碱性条件下稳定，能够耐受热压灭菌，常用量为 0.02% ~ 0.2%，多外用。

15. 常用甜味剂包括**天然甜味剂与合成甜味剂**两大类。

16. 天然甜味剂主要有蔗糖、单糖浆、橙皮糖浆、桂皮糖浆等，不但能矫味，而且也能**矫臭**。

17. 合成甜味剂主要有糖精钠，甜度为蔗糖的200～700倍，易溶于水，常用量为0.03％，常与**单糖浆、蔗糖和甜菊苷**合用。

18. 阿司帕坦为天门冬酰苯丙氨酸甲酯，为二肽类甜味剂，甜度比蔗糖高150～200倍，不致龋齿，适用于**糖尿病、肥胖症**患者。

19. 香料和**香精**统称为芳香剂。

20. 胶浆剂具有**黏稠、缓和**的性质，可以干扰味蕾的味觉而矫味，如阿拉伯胶、羧甲基纤维素钠、琼脂、明胶、甲基纤维素等的胶浆。

21. 将有机酸与碳酸氢钠混合后，遇水产生大量二氧化碳，二氧化碳能麻痹味蕾起矫味作用。对盐类的**苦味、涩味、咸味**有所改善。

22. 天然色素分为**植物性和矿物性**色素，可用作内服制剂和食品的着色剂。

23. 常用的植物性色素中，黄色的有胡萝卜素、姜黄等；绿色的有**叶绿酸铜钠盐**；红色的有胭脂红、苏木等；棕色的有焦糖；蓝色的有乌饭树叶、松叶兰等。

24. 常用的矿物性色素是**棕红色的氧化铁**。

25. 我国批准的合成色素有胭脂红、柠檬黄、苋菜红等，通常将其配成**1％的贮备液**使用。

26. 表面活性剂系指具有很强的表面活性、加入少量就能使液体的表面张力显著下降的物质。表面活性剂之所以能降低表面（界面）张力，主要取决于**其分子结构**。

27. 表面活性剂分子是一种既**亲水又亲油**的两亲性分子。

28. 表面活性剂分子的亲油基团一般是长度在 8 个碳原子以上的烃链，或者是**含有杂环或芳香族基团的碳链**。

29. 阴离子表面活性剂的特征是起表面活性作用的部分是阴离子部分，带有**负电荷**，如高级脂肪酸盐、硫酸化物、磺酸化物等。

30. 高级脂肪酸盐有一定的刺激性，一般只用于**外用制剂**。

31. 硫酸化油的代表是硫酸化蓖麻油，俗称土耳其红油，为**黄色或橘黄色黏稠**液体，有微臭，约含 48.5% 的总脂肪油，可与水混合，为无刺激性的去污剂和润湿剂，可代替肥皂洗涤皮肤，也可用于挥发油或水不溶性杀菌剂的增溶。

32. 高级脂肪醇硫酸酯类中常用的是十二烷基硫酸钠（月桂醇硫酸钠，O/W 型乳化剂）等，其乳化性很强，且较肥皂类稳定，主要用作**外用软膏的乳**

<u>化剂</u>。

33. 磺酸化物常用的品种有二辛基琥珀酸磺酸钠、二己基琥珀酸磺酸钠、十二烷基苯磺酸钠等，其中十二烷基苯磺酸钠是目前广泛应用的**洗涤剂**。

34. 阳离子表面活性剂起表面活性作用的是阳离子部分，带有正电荷，又称为**阳性皂**。

35. 阳离子表面活性剂由于其毒性较大，主要用于皮肤、黏膜和手术器材的消毒。常用品种有**苯扎氯铵、苯扎溴铵**。

36. 苯扎氯铵（商品名为洁尔灭）、苯扎溴铵（商品名为新洁尔灭）具有杀菌、渗透、清洁、乳化等作用。其中**新洁尔灭水溶液**的杀菌力很强，穿透性强，毒性较低，主要用作杀菌防腐剂。

37. 两性离子表面活性剂系指分子中同时具有正、负电荷基团的表面活性剂。这类表面活性剂随着介质 pH 的变化表现为不同的性质，pH 在等电点范围内表面活性剂呈**中性**。

38. 两性离子表面活性剂在等电点以上呈**阴离子**表面活性剂的性质，具有很好的起泡、去污作用。

39. 两性离子表面活性剂在等电点以下呈**阳离子**表面活性剂的性质，具有很强的杀菌性。

40. 卵磷脂是天然的两性离子表面活性剂，由磷酸型的阴离子部分和**季铵盐型**的阳离子部分组成。

41. 卵磷脂为透明或半透明黄色或黄褐色油脂状物质,由于分子中有两个疏水基团,故不溶于水,溶于三氯甲烷、乙醚、石油醚等有机溶剂,对油脂的乳化作用很强,是目前制备**注射用乳剂**的主要乳化剂,也是制备脂质体的主要原料。

42. 两性离子表面活性剂中构成阳离子部分的是胺盐或季铵盐,阴离子部分主要有羧酸盐,还有硫酸盐、磷酸盐、磺酸盐等。由胺盐构成的为氨基酸型,由季铵盐构成的为**甜菜碱型**。

43. 非离子表面活性剂毒性低、不解离、不受溶液 pH 的影响,能与大多数药物配伍,因而在制剂中应用较广,常用作增溶剂、分散剂、乳化剂或混悬剂。**可用于内服制剂、外用制剂,个别品种还可用于注射剂**。

44. 脂肪酸山梨坦是失水山梨醇脂肪酸酯,是由山梨糖醇及其单酐和二酐与脂肪酸反应而成的酯类化合物的混合物,商品名为**司盘**。

45. 脂肪酸山梨坦为白色至黄色、黏稠油状液体或蜡状固体。不溶于水,易溶于**乙醇**,HLB 值在 $1.8 \sim 8.6$ 之间,亲油性较强。

46. 聚山梨酯是聚氧乙烯脱水山梨醇脂肪酸酯,是由失水山梨醇脂肪酸酯与环氧乙烷反应生成的亲水性化合物。商品名为**吐温**。

47. 聚山梨酯为**黏稠的黄色液体**，对热稳定，但在酸、碱和酶作用下也会水解。在水和乙醇及多种有机溶剂中易溶，不溶于油，低浓度时在水中形成胶束，其增溶作用不受溶液 pH 影响。

48. 聚山梨酯常用作**O/W 型乳剂的乳化剂**，也可用作增溶剂、分散剂和润湿剂。

49. 蔗糖脂肪酸酯不溶于水，但在水和甘油中加热可形成凝胶，可溶于**丙二醇、乙醇**及一些有机溶剂，但不溶于油。主要用作水包油型乳化剂、分散剂。

50. 聚氧乙烯脂肪酸酯系由聚乙二醇与长链脂肪酸缩合而成的酯，商品名为卖泽（Myrj）类。亲油基脂肪酸和亲水基聚乙二醇以不同比例结合，可合成疏水性和亲水性不同的表面活性剂。该酯乳化能力很强，为 O/W 型乳化剂，常用的为**聚氧乙烯 40 脂肪酸酯（卖泽 52）**。

51. 聚氧乙烯脂肪醇醚系由聚乙二醇与脂肪醇缩合而成的醚类，商品名为苄泽类。因聚乙二醇的聚合度和脂肪醇的不同而有不同的品种。药剂上常用作**乳化剂或增溶剂**。

52. 聚氧乙烯－聚氧丙烯共聚物又称泊洛沙姆，商品名为**普朗尼克**。

53. 两性离子表面活性剂的毒性和刺激性均**小于**阳离子表面活性剂。

54. 表面活性剂用于静脉给药的毒性**大于**口服。

55. 阳离子表面活性剂和阴离子表面活性剂不仅毒性较大，而且还具有较强的**溶血**作用。

56. 表面活性剂溶血作用的顺序为：聚氧乙烯烷基醚＞聚氧乙烯芳基醚＞聚氧乙烯脂肪酸酯＞**吐温 20**＞吐温 60＞吐温 40＞吐温 80。

57. 一般来说，亲水亲油平衡值（HLB）在 3 ~ 8 的表面活性剂适用作**W/O 型乳化剂**。

58. HLB 值在 8 ~ 16 的表面活性剂可用作**O/W 型乳化剂**。

59. 非离子表面活性剂不仅毒性低，而且相容性好，不易发生配伍变化，对 pH 的改变及电解质均不敏感，可用于**外用或内服制剂**。

60. 润湿剂的最适 HLB 值通常为**7 ~ 9**，并且要在合适的温度下才能够起到润湿作用。

61. 表面活性剂作为起泡剂主要应用于**腔道给药**及皮肤用药。

62. 用于去除污垢的表面活性剂称为去污剂。去污剂的最适 HLB 值为 13～16，去污能力以**非离子表面活性剂**最强，其次是阴离子表面活性剂。

63. 乳化剂种类很多，可分为高分子化合物、表面活性剂、**固体粉末**三类。

64. 芳香性植物药材经水蒸气蒸馏法制得的内服澄明液体制剂称为**露剂**。

65. 当醑剂与水性制剂混合或制备过程中与水接触时，**会因乙醇浓度降低而发生浑浊**。

66. 甘油剂系指药物溶于甘油中制成的专供外用的溶液剂，主要用于**口腔、耳鼻喉科**疾病。

67. 甘油剂应具有**黏稠性、防腐性、吸湿性**，对皮肤、黏膜有滋润作用，能使药物滞留于患处而延长药物局部疗效作用。

68. 蔗糖和芳香水剂能掩盖某些药物的苦味、咸味及其他不适臭味，使其容易服用，但糖浆剂易被**真菌和其他微生物**污染，使糖浆剂浑浊或变质。

69. 搽剂具有收敛、保护、镇痛、杀菌、消炎等作用。起镇痛、抗刺激作用的搽剂，多用**乙醇**作为分散介质，使用时用力揉搓，可增加药物的渗透性。

70. 涂剂大多为消毒或消炎药物的**甘油溶液**，也可用乙醇、植物油作溶剂。

71. 溶胶剂系指固体药物以多分子聚集体形式分散在水中形成的非均相液体制剂，也称为**疏水胶体**，药物微粒在 1～100nm 之间，胶粒是多分子聚集体，有极大的分散度，属于热力学不稳定体系。

72. 溶胶剂中的胶粒在分散介质中有布朗运动，使在重力场中不易沉降，具有动力学稳定性，但又会促使胶粒相互碰撞，增加聚结的机会，一旦聚结变大，布朗运动减弱，动力学稳定性降低，导致**聚沉**发生。

73. 混悬剂属于**热力学、动力学均不稳定体系**，所用分散介质大多为水，也可用植物油等分散介质。

74. 通过测定混悬剂的沉降容积比，可以评价混悬剂的稳定性，进而评价**助悬剂及絮凝剂**的效果。

75. 混悬剂主要适用于**难溶性药物制成液体制剂**，属于粗分散体系，所用分散介质大多数为水，也可用植物油。在药剂学中搽剂、洗剂、注射剂、滴眼剂、气雾剂、软膏剂和栓剂等都有混悬剂存在。

76. 油相（O）、水相（W）和乳化剂是构成乳剂的基本成分，三者缺一不可。其中**乳化剂**在乳剂的形成与稳定中发挥着极其重要的作用。

历年考题

【A 型题】1. 不属于低分子溶液剂的是(   )

A. 碘甘油

B. 复方薄荷脑醑

C. 布洛芬混悬滴剂

D. 复方磷酸可待因糖浆

E. 对乙酰氨基酚口服溶液

【考点提示】C。低分子溶液剂，系指小分子药物以分子或离子状态分散在溶剂中形成的均匀的、可供内服或外用的液体制剂。包括溶液剂、糖浆剂、芳香水剂、涂剂和醑剂等。

【A 型题】2. 药物的剂型对药物的吸收有很大的影响，下列剂型中，药物吸收最慢的是(   )

A. 溶液型   B. 散剂

C. 胶囊剂   D. 包衣片

E. 混悬液

【考点提示】D。药物吸收由快到慢：溶液型＞散剂＞胶囊剂＞混悬剂＞包衣片。

【B 型题】(3～4 题共用选项)

A. 增溶剂   B. 防腐剂

C. 矫味剂   D. 着色剂

E. 潜溶剂

3. 液体制剂中，苯甲酸属于（   ）

4. 液体制剂中，薄荷挥发油属于（   ）

【考点提示】B、C。防腐剂（又称抑菌剂）系指具有抑菌作用，能抑制微生物生长繁殖的物质。常用的防腐剂有：①苯甲酸与苯甲酸钠；②对羟基苯甲酸酯类；③山梨酸与山梨酸钾；④苯扎溴铵；⑤其他防腐剂。矫味剂系指药品中用以改善或屏蔽药物不良气味和味道，使患者难以觉察药物的强烈苦味（或其他异味如辛辣、刺激等）的药用辅料。矫味剂分为甜味剂、芳香剂、胶浆剂、泡腾剂等类型。香料和香精统称为芳香剂。常用芳香剂分为天然香料、人工香料。天然香料包括由植物中提取的芳香性挥发油，如柠檬、薄荷挥发油等，以及它们的制剂，如薄荷水、桂皮水等。

【B型题】（5~6题共用选项）

A. 分散相乳滴（Zeta）点位降低

B. 分散相连续相存在密度差

C. 乳化剂类型改变

D. 乳化剂失去乳化作用

E. 微生物的作用

乳剂属于热力学不稳定的非均相分散体系。制成后，放置过程中容易出现分层、絮凝等不稳定现象。

5. 若出现的分层现象经振摇后能恢复原状，其原因是( )

6. 若出现的絮凝现象经振摇后能恢复原状，其原因是( )

【考点提示】B、A。分层又称乳析，是指乳剂放置后出现分散相粒子上浮或下沉的现象。分层的主要原因是由于分散相和分散介质之间的密度差造成的。絮凝指乳剂中分散相的乳滴由于某些因素的作用使其荷电减少，ζ 电位降低，出现可逆性的聚集现象。若絮凝状态进一步发生变化，也可引起乳剂的合并或破裂。乳剂中的电解质和离子型乳化剂是产生絮凝的主要原因，同时絮凝与乳剂的黏度、相容积比以及流变性有密切的关系。

【B 型题】(7~9 题共用选项)

　A. 潜溶剂　　　　　　　　B. 增溶剂

　C. 絮凝剂　　　　　　　　D. 消泡剂

E. 助溶剂

7. 制备甾体激素类药物溶液时，加入的表面活性剂是作为（　　）

8. 苯甲酸钠存在下咖啡因溶解度显著增加，加入的苯甲酸钠是作为（　　）

9. 苯巴比妥在 90% 的乙醇溶液中溶解度最大，90% 的乙醇溶液是作为（　　）

【考点提示】B、E、A。在甾体激素等难溶性药物中利用表面活性剂增溶作用提高溶解度；助溶剂在溶剂中形成可溶性分子间的络合物、缔合物或复盐等，以增加药物在溶解剂中的溶解度。助溶剂可为某些有机酸及其盐类，如苯甲酸、磺化钾等；潜溶剂是能形成氢键以增加难溶性药物溶解度的混合溶剂，常为乙醇–水、丙二醇–水等。

【X 型题】10. 按分散系统分类，属于非均相制剂的有（　　）

A. 低分子溶液　　　　　B. 混悬液

C. 乳剂　　　　　　　　D. 高分子溶液

E. 溶胶剂

【考点提示】BCE。在非均相分散系统中，药物以微粒、小液滴、胶粒分散，如溶胶剂、乳剂、混悬剂。

第四章　药物灭菌制剂和其他制剂与临床应用

第一节　灭菌制剂

必背采分点

1. 灭菌制剂和无菌制剂，除应符合制剂的一般要求外，还必须符合下列各项质量要求：①无菌；②无热原；③可见异物和不溶性微粒，应符合药典规定；④安全性高；⑤渗透压应和血浆的渗透压相等或接近；⑥**pH值应和血液或组织的 pH 值相等或相近**；⑦具有一定的稳定性；⑧其降压物质需符合规定。

2. 根据《中国药典》通则规定，注射剂可分为注射液、**注射用无菌粉末**与注射用浓溶液。

3. 注射液系指原料药物或与适宜的辅料制成的供注入体内的无菌液体制剂，包括溶液型、**乳状液型**或混悬型等注射液。

4. 中药注射剂一般不宜制成**混悬型注射液**。

5. 生物制品一般不宜制成**注射用浓溶液**。

6. 注射剂的 pH 值应和血液 pH 值相等或相近。一般控制在**4~9** 的范围内。

7. 《中国药典》所收载的制药用水分为饮用水、**纯化水**、注射用水和灭菌注射用水。

8. 纯化水为饮用水经蒸馏法、离子交换法、反渗透法或其他适宜方法制得的制药用水，不含任何附加剂。纯化水不得用于**注射剂的配制与稀释**。

9. **注射用水**为纯化水经蒸馏所得的水，是最常用的注射用溶剂。

10. 灭菌注射用水主要用作**注射用灭菌粉末的溶剂**或注射剂的稀释剂。

11. 采用乙醇为注射溶剂浓度可达 50%。但乙醇浓度超过**10%**时可能会有溶血作用或疼痛感。

12. 甘油常用浓度为**1%~50%**，但大剂量注射会导致惊厥、麻痹、溶血。

13. 附加剂的应用有：①增加药物溶解度；②增加药物稳定性；③**调节渗透压**；④抑菌；⑤调节 pH；⑥减轻疼痛或刺激。

14. 大多数细菌都能产生热原，其中致热能力最强的是**革兰阴性杆菌**。霉菌甚至病毒也能产生热原。

15. 含有热原的注射剂，特别是输液注入人体时，有 30～90 分钟的潜伏期，然后就会出现发冷、寒战、体温升高、身痛、发汗、恶心呕吐等不良反应，有时体温可升至 40℃左右，严重者还会出现昏迷、虚脱，甚至危及生命，临床上称上述现象为"**热原反应**"。

16. 热原具有**水溶性、不挥发性、耐热性、过滤性**等性质。

17. 除去药液或溶剂中热原的方法有**吸附法、离子交换法、凝胶滤过法、超滤法、反渗透法**及其他方法。

18. 除去容器或用具上热原的方法有**高温法、酸碱法**。

19. 由于磷脂结构上连接有多糖，所以热原能溶于**水**。

20. **溶剂带入**是注射剂被热原污染的主要途径。

21. 热原的污染途径：溶剂带入、原辅料带入、容器或用具带入、**制备过程带入**、使用过程带入。

22. 活性炭是常用的吸附剂，用量一般为溶液体积的**0.1%～0.5%**。活性炭的吸附作用强，除了吸附热原外，还有脱色、助滤作用。

23. 药物结晶过程中，因溶剂分子加入而使晶体的晶格发生改变，得到的结晶称溶剂化物，该现象称**伪多**

晶现象。

24. 一般可溶性药物的溶解度与药物粒子大小无关；而对于难溶性药物，当药物粒子很小（≤0.1μm）时，药物溶解度随**粒径减小而增加**。

25. 常用助溶剂可分为三类：①某些有机酸及其钠盐：如苯甲酸钠、水杨酸钠、对氨基苯甲酸钠等；②**酰胺化合物**：如乌拉坦、尿素、烟酰胺、乙酰胺等；③无机盐：如碘化钾等。

26. 增加药物溶解度的方法有加入增溶剂、加入助溶剂、制成盐类、使用混合溶剂、**制成共晶**。

27. 同一重量的固体药物，其粒径越小，表面积**越大**。

28. 对同样大小的固体药物，孔隙率**越高**，表面积越大。

29. 目前临床上常用的输液可分为电解质输液、营养输液、**胶体输液**、含药输液。

30. 胶体输液是一类与**血液**等渗的胶体溶液。

31. 静脉输液速度随临床需求而改变，例如静滴氧氟沙星注射液速度宜慢，24～30 滴/分，否则易发生**低血压**。

32. 复方氨基酸滴注过快可致**恶心、呕吐**。

33. 林可霉素类滴注时间要维持**1 小时以上**。

34. 由于某种原因，患者一切所需营养完全由非胃肠途径输入体内，这种疗法称为**胃肠外的全营养液**，它对于某些疾病的治疗有着重要的意义，特别对于不能口服的危重患者，起到挽救生命的作用。

35. 营养输液主要有糖的输液、静脉注射脂肪乳剂、**复方氨基酸输液**等。

36. 静脉注射脂肪乳剂输液是一种浓缩的高能量肠外营养液，是以**植物油脂**为主要成分，加乳化剂与注射用水而制成的水包油型乳剂，可供静脉注射，能完全被机体代谢与利用。

37. 复方氨基酸输液中，氨基酸均为主药，**亚硫酸氢钠**是还原剂（抗氧剂），可防止主药被氧化。

38. 静脉注射用脂肪乳剂的乳化剂常用的有卵磷脂、豆磷脂及普朗尼克 F－68 等数种。一般以**卵磷脂**为好。

39. 静脉注射脂肪乳是一种浓缩的高能量肠外营养液，可供静脉注射，能完全被机体吸收，它具有**体积小、能量高、对静脉无刺激**等优点。

40. 注射用无菌粉末在临用前需经灭菌注射用水或生理盐水等溶解后才可注射，主要适用于水中不稳定药物，尤其是对**湿热敏感的抗生素和生物制品**。

41. 眼用制剂可分为眼用液体制剂、**眼用半固体制**

剂、眼用固体制剂。

42. 适当增大滴眼剂的黏度可延长药物在眼内停留时间，从而增强药物作用。增大黏度后在减少刺激的同时亦能增加药效。合适的黏度范围为**4.0 ～ 5.0mPa·s**。

43. 混悬型眼用制剂大于 50μm 的粒子不超过**2 个**，且不得检出超过 90μm 的粒子；沉降体积比≥0.9。

44. 尽量单独使用一种滴眼剂，若有需要需间隔**10 分钟以上**再使用两种不同的滴眼剂。若同时使用眼膏剂和滴眼剂需先使用滴眼剂。

45. 植入剂所用的辅料必须是**生物相容**的，可以用生物不降解材料如硅橡胶，也可用生物降解材料。前者在达到预定时间后，应将材料取出。

46. 用于烧伤部位的溶液剂和软膏剂均属于灭菌制剂，在无菌条件下制备，注意避免微生物污染，所用的基质、药物、器具、包装等均应严格灭菌。成品中不得检出铜绿假单胞菌和**金黄色葡萄球菌**。

历年考题

【A 型题】1. 可用于静脉注射脂肪乳的乳化剂是(   )

　　A. 阿拉伯胶　　　　　　B. 西黄蓍胶

C. 卵磷脂   D. 脂肪酸山梨坦

E. 十二烷基硫酸钠

【考点提示】C。静脉注射脂肪乳剂输液是一种浓缩的高能量肠外营养液，是以植物油脂为主要成分，加乳化剂与注射用水而制成的水包油型乳剂，可供静脉注射，能完全被机体代谢与利用。静脉注射用脂肪乳剂的乳化剂常用的有卵磷脂、豆磷脂及普朗尼克 F-68 等数种。一般以卵磷脂为好。

【A 型题】2. 关于眼用制剂的说法，错误的是（　　）

A. 滴眼液应与泪液等渗

B. 混悬性滴眼液用前需充分混匀

C. 增大滴眼液的黏度，有利于提高药效

D. 用于手术后的眼用制剂必须保证无菌，应加入适量抑菌剂

E. 为减小刺激性，滴眼液应使用缓冲液调节溶液的 pH，使其在生理耐受范围

【考点提示】D。用于眼外伤或术后的眼用制剂必须满足无菌，成品需经严格的灭菌，并不加入抑菌剂，一般采用单剂量包装，一经使用后不能放置再用。而用于无外伤的滴眼剂，要求无致病菌，不得检测出铜绿假

单胞菌和金黄色葡萄球菌。滴眼剂是多剂量剂型，患者在多次使用后易染菌，因此可适当加入抑菌剂于下次再用前恢复无菌。

【B型题】（3~5题共用选项）

    A. 防腐剂   B. 矫味剂

    C. 乳化剂   D. 抗氧剂

    E. 助悬剂

3. 制备静脉注射脂肪乳时，加入的豆磷脂是作为（　　）

4. 制备维生素C注射剂时，加入的亚硫酸氢钠是作为（　　）

5. 制备醋酸可的松滴眼液时，加入的亚硫酸氢钠是作为（　　）

【考点提示】C、D、E。静脉注射用脂肪乳剂的乳化剂常用的有卵磷脂、豆磷脂；维生素C注射液：维生素C 104g、依地酸二钠0.05g、碳酸氢钠49g、亚硫酸氢钠2g，注射用水加至1000mL。维生素C容易被氧化，依地酸二钠是金属螯合剂，用来络合金属离子，防止药品被氧化。亚硫酸氢钠是还原剂（抗氧剂），可以防止药品被氧化。醋酸可的松滴眼液（混悬液）：醋酸可的松（微晶）5.0g、吐温80 0.8g、硝酸苯汞0.02g、硼酸

20.0g、羧甲基纤维素钠 2.0g，蒸馏水加至 1000mL。羧甲基纤维素钠为助悬剂，配液前需静置。本滴眼液中不能加入阳离子型表面活性剂，因与羧甲基纤维素钠有配伍禁忌。

第二节　其他制剂

必背采分点

1. 乳膏剂由于基质不同，可分为水包油型（O/W型）乳膏剂和**油包水型（W/O型）乳膏剂**。

2. 乳膏剂具有**触变性**和热敏性的特点。

3. 乳膏剂主要组分为水相、油相和**乳化剂**。

4. 凝胶剂系指原料药物与能形成凝胶的辅料制成的具凝胶特性的稠厚液体或半固体制剂。除另有规定外，凝胶剂限局部用于**皮肤及体腔**。

5. 凝胶剂根据分散系统可分为单相凝胶与两相凝胶，单相凝胶又可分为水性凝胶与**油性凝胶**。

6. 按分散系统分类，气雾剂可分为溶液型、**混悬型**和乳剂型气雾剂。

7. 乳剂型气雾剂是指药物溶液和抛射剂按一定比例混合形成 O/W 型或 W/O 型乳剂。O/W 型乳剂以泡沫状态喷出，因此又称为泡沫气雾剂。W/O 型乳剂，喷出时形成**液流**。

8. 按给药途径分类，气雾剂可分为吸入气雾剂、非吸入气雾剂及**外用气雾剂**。

9. 按处方组成分类，气雾剂可分为二相气雾剂和<u>三相气雾剂</u>。

10. 二相气雾剂一般指**溶液型气雾剂**，由气－液两相组成。气相是由抛射剂所产生的蒸气，液相为药物与抛射剂所形成的均相溶液。

11. 三相气雾剂一般指**混悬型和乳剂型**气雾剂，由气－液－固、气－液－液三相组成。在气－液－固中，气相是抛射剂所产生的蒸气，液相主要是抛射剂，固相是不溶性主药；在气－液－液中，两种不溶性液体形成两相，即 O/W 型或 W/O 型。

12. 潜溶剂为提高难溶性药物的溶解度常使用的混合溶剂。在混合溶剂中各溶剂达到一定比例时，药物的溶解度出现极大值，这种现象称为潜溶，这种混合溶剂称为潜溶剂。常与水形成潜溶剂的有乙醇、丙二醇、<u>甘油</u>和聚乙二醇等。

13. 某些药物粉末本身没有黏性，通过加入适当的液体诱发物料黏性，此时加入的液体叫作润湿剂。常用的润湿剂有<u>蒸馏水和乙醇</u>。

14. 喷雾剂的特点：①**药物呈细小雾滴，能直达作用部位，局部浓度高，起效迅速**；②给药剂量准确，给药剂量比注射或口服小，因此毒副作用小；③药物呈雾状直达病灶，形成局部浓度，可减少疼痛，且使用方便。

15. 粉雾剂的特点：①无胃肠道降解作用；②**无肝脏首过效应**；③药物吸收迅速，给药后起效快；④大分子药物的生物利用度可以通过吸收促进剂或其他方法的应用来提高；⑤小分子药物尤其适用于呼吸道直接吸入或喷入给药；⑥药物吸收后直接进入体循环，达到全身治疗的目的；⑦可用于胃肠道难以吸收的水溶性大的药物；⑧顺应性好，特别适用于原需进行长期注射治疗的患者；⑨起局部作用的药物，给药剂量明显降低，毒副作用小。

16. 栓剂按制备工艺与释药特点分类：①双层栓；②**中空栓**；③缓、控释栓。

17. 缓、控释栓的类别有微囊型、**骨架型**、渗透泵型、凝胶缓释型。

18. 栓剂作用于全身的主要途径是**直肠**，通过与直肠黏膜接触发挥镇痛、镇静、兴奋、扩张支气管和血管、抗菌等作用，如吗啡栓、苯巴比妥钠栓等。

19. 可可豆脂是从植物可可树种仁中得到的一种固体脂肪，主要组分为**硬脂酸、棕榈酸、油酸、亚油酸**和月桂酸等的甘油酯。

20. 半合成或全合成脂肪酸甘油酯系由天然植物油经水解、分馏所得**C12 ~ C18 游离脂肪酸**，部分氢化后再与甘油酯化而成。

第五章 药物递送系统（DDS) 与临床应用

第一节 快速释放制剂

必背采分点

1. 快速释放制剂主要包括口服速释片剂、滴丸剂、**吸入制剂**等。

2. 分散片剂型主要适用于要求**快速起效的难溶性药物**和生物利用度低的药物，不适用于毒副作用较大、安全系数较低和易溶于水的药物。

3. 采用崩解时限法测定，分散片的分散均匀性应符合有关规定，即在**15 ~ 25℃**水中应在 3 分钟之内完全崩解。

4. 口崩片（亦称口腔崩解片）系指在口腔内不需要用水即能迅速崩解或溶解的片剂。一般由**直接压片**和冷冻干燥法制备，由冷冻干燥法制备的口腔崩解片称口服冻干片。

5. 口崩片的特点：吸收快，生物利用度高；服用方便，患者顺应性高；胃肠道反应小，副作用低；**减少了肝脏的首过效应**。

6. 固体分散体存在的主要问题是**不够稳定**，久贮会发生老化现象。

7. 包合技术系指一种分子被包藏于另一种分子的空穴结构内，形成包合物的技术。包合物由**主分子和客分子**两种组分组成。

8. 包合物的分类方法常见的有两种。①按主分子形成空穴的几何形状，可分为笼状、管状和层状包合物；②按包合物的**结构和性质**，可分为单分子、多分子和大分子包合物。

9. 包合技术的特点：①**可增加药物溶解度和生物利用度**。②掩盖药物的不良气味，降低药物的刺激性。③减少挥发性成分的挥发损失，并使液体药物粉末化。④对易受热、湿、光照等影响的药物，包合后可提高稳定性。

10. 盐酸左氧氟沙星分散片在应用时应避免**过度暴露于阳光下**。

11. 阿昔洛韦分散片进食对血药浓度影响不明显，但在给药期间应给予患者**充足的水**，防止药物在肾小管内沉积。

12. 多潘立酮口崩片，增加胃动力有可能产生危险时禁用，分泌催乳素的垂体肿瘤（催乳素瘤）、嗜铬细胞瘤、乳腺癌患者禁用，禁止与**酮康唑口服制剂**合用。

13. 布洛芬口崩片，使用期间不得饮酒或饮用含酒精的饮料，不能同时服用**含有布洛芬及其他解热镇痛药的药品**，不宜长期或大量使用，用于止痛时不得超过5天，用于解热不得超过3天。

14. 氯雷他定口崩片，**严重肝功能不全**的患者须在医生指导下使用。

15. 滴丸剂的分类：速释高效滴丸、**缓释/控释滴丸**、溶液滴丸、栓剂滴丸、硬胶囊滴丸、包衣滴丸、脂质体滴丸、肠溶衣滴丸、干压包衣滴丸。

16. 速释高效滴丸利用**固体分散体的技术**进行制备。当基质溶解时，体内药物以微细结晶、无定形微粒或分子形式释出，所以溶解快、吸收快、作用快、生物利用度高。

17. 脂质体滴丸是将脂质体在不断搅拌下加入熔融的**聚乙二醇4000**中形成混悬液，倾倒于模型中冷凝成型。

18. 吸入制剂的分类：可转变成蒸气的制剂、供雾化器用的液体制剂、吸入气雾剂、**吸入粉雾剂**。

19. 雾化液体可由粉末制得，用于连续型雾化器的吸入液体制剂 pH 值应在 **3~8.5** 范围内。

20. 吸入粉雾剂特点：①患者主动吸入药粉，不存在给药协同配合困难，但操作要求较高。②**无抛射剂**。③药物可以胶囊或泡囊形式给药，剂量准确，但需特殊给药装置。④一般不含防腐剂及酒精等，但应关注处方原辅料对肺泡的损伤。⑤给药剂量大，尤其适用于多肽和蛋白质类药物的给药。

21. 吸入给药制剂的常见问题为吸入药物的肺部沉积量远**小于**药物的标示量。

22. 抛射剂一般可分为氯氟烷烃、**氢氟烷烃**、碳氢化合物及压缩气体四大类。

23. 粉雾剂常用的稀释剂为**乳糖**。

历年考题

【A 型题】1. 固体分散体中，药物与载体形成低共溶混合物药物的分散状态是（　　）

    A. 分子状态　　　　　　　B. 胶态

    C. 分子复合物　　　　　　D. 微晶态

    E. 无定形

【考点提示】D。根据药物的分散状态，将固体分散体分为以下几类：①低共熔混合物：药物与载体按适当比例混合，在较低温度下熔融，骤冷固化形成固体分散体。药物仅以微晶状态分散于载体中，为物理混合物。②固态溶液：药物溶解于熔融的载体中，呈分子状态分散，为均相体系。③共沉淀物：也称共蒸发物，是由药物与载体材料以适当比例混合，形成的非结晶性无定形物，有时称玻璃态固熔体。

【A型题】2. 不要求进行无菌检查的剂型是（　　）

　A. 注射剂　　　　　　B. 吸入粉雾剂

　C. 植入剂　　　　　　D. 冲洗剂

　E. 眼部手术用软膏剂

【考点提示】B。吸入粉雾剂系指微粉化药物或与载体以胶囊、泡囊或多剂量贮库形式，采用特制的干粉吸入装置，由患者主动吸入雾化药物至肺部的制剂。吸入粉雾剂中所有附加剂均应为生理可接受物质，且对呼吸道黏膜和纤毛无刺激性、无毒性。且不要求进行无菌检查。

第二节 缓释、控释制剂

必背采分点

1. 缓释、控释制剂根据药物的存在状态可分为**骨架型**、膜控型及渗透泵型三种。

2. 骨架型缓释、控释制剂主要有：①骨架片；②缓释、控释颗粒（微囊）压制片；③胃内滞留片；④**生物黏附片**；⑤骨架型小丸。

3. 骨架片分为亲水性凝胶骨架片、蜡质类骨架片、**不溶性骨架片**。

4. 膜控型缓释、控释制剂主要有：①微孔膜包衣片；②**膜控释小片**；③肠溶膜控释片；④膜控释小丸。

5. 根据释药原理，缓释、控释制剂可分为溶出型、**扩散型**、溶蚀型、渗透泵型或离子交换型。

6. 根据给药途径与给药方式不同，缓释、控释制剂可分为口服、透皮、植入及**注射缓释**、控释制剂等。

7. 根据释药类型，口服缓释、控释制剂可分为定速、**定位**、定时释药系统。

8. 缓释、控释制剂所涉及的释药原理主要有溶出、**扩散**、溶蚀、渗透压或离子交换等。

9. 药物的释放以扩散为主的结构有贮库型（膜控型）和**骨架型**。

10. 利用扩散原理达到缓、控释作用的方法包括：**增加黏度以减小扩散速度**、包衣、制微囊、不溶性骨架片、植入剂、乳剂等。

11. 渗透泵片是由药物、半透膜材料、渗透压活性物质和推动剂等组成。常用的半透膜材料有**纤维素类、聚乙烯醇类、聚丙烯酸树脂类**等。

12. 增稠剂系指一类水溶性高分子材料，溶于水后，其溶液黏度随浓度而增大，可以减慢药物扩散速度，延缓其吸收，主要用于**液体制剂**。

13. 亲水凝胶骨架片的骨架材料在遇水后形成**凝胶**，最后可完全溶解，药物全部释放。

14. 蜡质性骨架片由可溶蚀的蜡质材料制成，通过**孔道扩散**与溶蚀控制释放。

15. 不溶性骨架片的释药过程分为三步：消化液渗入骨架内、溶解药物、药物自骨架孔道扩散释放，其中孔道扩散为**限速**步骤。

16. 目前市场上有两种类型缓释包衣水分散体，一类是乙基纤维素水分散体，另一类是**聚丙烯酸树脂水分散体**。

17. 硝苯地平控释片早晚各服 1 次、每次服 60mg，日剂量达**120mg**，不良反应的发生率增高。

18. 经皮给药制剂的优点避免了口服给药可能发生的肝首过效应及**胃肠灭活效应**，提高了治疗效果，药物可长时间持续扩散进入血液循环。

19. 经皮给药制剂的局限性：由于起效慢，不适合要求起效快的药物；大面积给药，可能会对皮肤产生刺激性和过敏性；存在皮肤的代谢与储库作用。

20. 通常压敏胶与皮肤作用的黏附力可用三个指标来衡量，即初黏力、持黏力及**剥离强度**。

21. 释放度测定按照《**中国药典**》释放度测定方法测定，应符合规定。

22. 经皮给药制剂是由几层具有不同性质和功能的高分子薄膜层叠而成。大致可分以下五层：背衬层、药物贮库层、控释膜、**胶黏膜**、保护膜。

23. **背衬层**是由不易渗透的铝塑合膜、玻璃纸、尼龙或醋酸纤维素等材料制成，用来防止药物的挥发和流失。

24. **药物贮库层**是由厚为 $0.01 \sim 0.7$ mm 的聚乙烯醇或聚醋酸乙烯酯或其他高分子材料制成的一层膜。治疗的药物被溶解在一定的溶液中，制成过饱和混悬液存放在这层膜内，药物能透过这层膜慢慢地向外释放。

25. **控释膜**具有一定的渗透性，利用它的渗透性和膜的厚度可以控制药物的释放速率，是经皮给药制剂的关键部分。

26. 经皮给药制剂的类型，按结构不同可分为储库型和骨架型；按基质大致分为**贴剂**和凝胶膏剂（亦称巴布剂）两大类。

27. 贴剂可分为黏胶分散型、**周边黏胶骨架型**、储库型三种。

28. 经皮给药制剂中的控释膜可分为均质膜和**微孔膜**。

29. 用作均质膜的高分子材料有乙烯－醋酸乙烯共聚物和聚硅氧烷等。微孔膜有**聚丙烯拉伸微孔膜**等。

30. 压敏胶即压敏性胶黏材料，系指在轻微压力下即可实现黏贴同时又易剥离的一类胶黏材料，起着保证释药面与皮肤紧密接触及药库、控释等作用。主要包括聚异丁烯（PIB）类、**丙烯酸类**和硅橡胶压敏胶。

历年考题

【A 型题】1. 关于缓释和控释制剂的特点，说法错误的是(　　)

　　A. 减少给药次数，尤其是需要长期用药的慢病患者

　　B. 血药浓度平稳，可降低药物毒副作用

　　C. 可提高治疗效果，减少用药总量

　　D. 临床用药，剂量方便调整

E. 肝脏首过效应大，生物利用度不如普通制剂

【考点提示】D。①减少半衰期短的或需要频繁使用的药物的给药次数，大大提高患者的用药顺应性，特别适用于需要长期用药的慢性病患者。②血药浓度平稳，减少峰谷现象，有利于降低药物的毒副作用，减少耐药性的发生。③减少用药的总剂量，发挥药物的最佳治疗效果。④缓释、控释制剂也包括眼用、鼻腔、耳道、阴道、直肠、口腔或牙用、透皮或皮下、肌内注射及皮下植入，使药物缓慢释放吸收，避免肝门系统的"首过效应"。

【A型题】2. 属于控释制剂的是(　　)

A. 阿奇霉素分散片

B. 硫酸沙丁胺醇口崩片

C. 硫酸特布他林气雾剂

D. 复方丹参滴丸

E. 硝苯地平渗透泵片

【考点提示】E。国内开发的缓控释口服制剂主要有：双氯芬酸钠缓释胶囊，扑尔敏控释胶囊，氢溴酸右美沙芬缓释片，氨茶碱缓释片，复方苯丙醇右旋胺胶囊（康泰克），苯乍缓释胶囊，吡喹酮缓释片，布洛芬缓释胶囊（芬必得），酒石酸美托洛尔缓释片，硫酸亚铁缓

释片，氯化钾控制片，碳酸锂缓释片，维生素 B_6 缓释片，硝苯地平缓释片，盐酸地尔硫䓬控释片，茶碱缓释片，盐酸维拉帕米缓释片，吲哚美辛控释片，硫酸庆大霉素控释片，萘普生缓释片。

第三节　靶向制剂

必背采分点

1. 靶向制剂应具备定位浓集、**控制释药**、无毒及生物可降解性等特点。

2. 靶向制剂可分为被动靶向制剂、主动靶向制剂和**物理化学靶向制剂**三大类。

3. 被动靶向制剂亦称**自然靶向**。靶向载体药物微粒在体内被单核－巨噬细胞系统的巨噬细胞摄取，这种自然吞噬的倾向使药物选择性地浓集于病变部位而产生特定的体内分布特征。

4. 常见的被动靶向制剂有脂质体、微乳、微囊、微球、**纳米粒**等。

5. 被动靶向制剂经静脉注射后，在体内的分布首先取决于其粒径的大小，通常粒径在 $2.5 \sim 10\mu m$ 时，大部分聚集于**巨噬细胞**。

6. 被动靶向制剂经静脉注射后，小于**7μm** 时一般被肝、脾中的巨噬细胞摄取。

7. 被动靶向制剂经静脉注射后，小于 10nm 的纳米粒时缓慢聚集于**骨髓**。

8. 被动靶向制剂经静脉注射后，大于 7μm 的微粒通常被肺的最小毛细血管床以机械滤过方式截留，被单核白细胞摄取进入**肺组织或肺气泡**。

9. 磁性靶向制剂是利用**体外磁场**将磁性载药微粒导向靶部位的制剂。

10. 热敏靶向制剂是能携载药物并且在**高温**条件下有效地释放药物的靶向制剂。

11. pH 敏感靶向制剂利用肿瘤附近及炎症部位的 pH 值比周围正常组织低，采用**pH 敏感微粒载体**可将药物靶向释放到这些部位，如 pH 敏感脂质体。

12. 栓塞性制剂用于阻断**靶区的血供与营养**，起到栓塞和靶向化疗的双重作用，如栓塞微球和栓塞复乳。

13. 按靶向机理，靶向制剂可分为生物物理靶向制剂、生物化学靶向制剂、生物免疫靶向制剂及双重、**多重靶向制剂**等。

14. 按**制剂**类型，靶向制剂可分为乳剂、脂质体、微囊、微球、纳米囊、纳米球、磁性导向微粒等。

15. 按**靶向部位**，靶向制剂可分为肝靶向制剂、肺靶向制剂、淋巴靶向制剂、骨髓靶向制剂、结肠靶向制剂（酶控制型、pH 敏感型、时滞型和压力依赖型）等。

16. 靶向制剂的载体中药物不应发生突释，载体应具有**定位蓄积、控制释放和无毒可生物降解**三项基本要求。

17. 药物制剂的靶向性可由**相对摄取率 r_e、靶向效率 t_e、峰浓度比 C_e** 等参数来衡量。

18. 目前国外上市的脂质体品种有：制霉菌素、胞壁酰三肽、紫杉醇、表阿霉素、两性霉素 B、阿糖胞苷、庆大霉素、阿霉素、柔红霉素、甲肝疫苗、免疫疫苗、长春新碱等脂质体。国产上市品种有：盐酸多柔比星、**两性霉素 B**、紫杉醇等。

19. 脂质体按其结构可分为单室脂质体、多室脂质体、**大多孔脂质体**等。

20. 单室脂质体（ULV）的球径约**≤25nm**，药物的溶液只被一层类脂质双分子层所包封。

21. 多室脂质体（MLV）的球径约**≤500nm**，药物溶液被几层类脂质双分子层所隔开，形成不均匀的聚集体。

22. 大多孔脂质体（MVV）的直径约**（130±6）**

nm，单层状，为细胞的良好模型，比单室脂质体多包封 10 倍的药物，多用作抗癌药物、酶制剂、锑剂及不耐酸抗生素类药物的载体。

23. 特殊性能脂质体包括：①热敏脂质体；②**pH敏感脂质体**；③多糖被复脂质体；④免疫脂质体。另外还有超声波敏感脂质体、光敏脂质体和磁性脂质体等。

24. 脂质体按其荷电性可分为中性脂质体、**负电性脂质体**、正电性脂质体。

25. 新型靶向脂质体包括前体脂质体、长循环脂质体、免疫脂质体、**热敏脂质体**、pH 敏感性脂质体。

26. 长循环脂质体有利于对**肝脾**以外的组织或器官的靶向作用。

27. 脂质体由类脂质双分子层膜所构成，其双分子层厚度约为 4nm。类脂质膜的主要成分为磷脂和胆固醇，而磷脂与胆固醇亦是共同构成细胞膜的基础物质。由于结构上类似生物膜，故脂质体又被称为"**人工生物膜**"。

28. 脂质体的膜材主要由磷脂与**胆固醇**构成。

29. 磷脂包括天然的卵磷脂、脑磷脂、豆磷脂及合成磷脂等，均可用作脂质体双分子层基本材料。胆固醇具有调节膜流动性的作用，是脂质体的"**流动性缓冲剂**"。

30. 脂质体的物理性质与**介质温度**有密切关系。

31. 脂质体作为一种具有多种功能的药物载体，可包括**水溶性和脂溶性**两种类型的药物。

32. 不同的囊材形成的囊壁具有不同的孔隙率和降解性能，常用囊材形成的囊壁释药速率依次如下：**明胶 > 乙基纤维素** > 苯乙烯 – 马来酸酐共聚物 > 聚酰胺。

33. **天然高分子**囊材是最常用的囊材与载体材料，稳定、无毒、成膜性好。

34. 载药量与药物的性质有关，通常亲脂性药物或亲水性药物较易制成**脂质体**。

35. 渗漏率 =**（贮存后渗漏到介质中的药量/贮存前包封的药量）** ×100%。

36. 脂质体具有**靶向和缓释**作用，从而提高药效，降低不良反应，其作用机制是由于其结构与细胞膜组成相似，亲和性好，能显著增强细胞摄取，延缓和克服耐药性。

37. 脂质体与细胞之间存在吸附、脂交换、内吞、融合、渗漏和扩散等相互作用，该作用与粒径大小、表面性质、**给药途径**密切相关。

38. 脂质体的靶向性主要由不同部位的网状内皮系统决定，主要用于**肿瘤**的治疗。

39. 脂质体静脉给药后，优先集中于**网状内皮组**

织，主要被肝、脾摄取，肌肉注射大部分集中于淋巴结中，口服后可到达血管。此外，脂质体还可承载治疗网状内皮系统疾病的其他药物，达到自然靶向的作用。

40. 微球是指药物溶解或者分散在高分子材料基质中形成的微小球状实体，属于**基质型骨架微粒**。

41. 微球在制剂上多数产品为**冻干的流动性粉末**，亦有混悬剂，主要供注射或口服。

42. **静脉注射给药**是微球被动靶向的给药方式，主要是通过控制微球的粒径来实现药物的靶向性。

43. 根据靶向性原理，微球可分为四类：普通注射微球、栓塞性微球、磁性微球、**生物靶向性微球**。

44. 普通注射微球的粒经为**1～15μm**，微球静脉或腹腔注射后，可被网状内皮系统巨噬细胞所吞噬。

45. 栓塞性微球一般粒径较大，视栓塞部位不同，粒径大小可由**30～800μm**不等。

46. 静脉注射的微球，粒径小于 1.4μm 者全部通过肺循环，7～14μm 的微球主要停留在肺部，而**3μm**以下的微球大部分在肝、脾部停留。

47. 微球粒径大小分布不一，微球靶向（栓塞）作用很大程度上取决于粒子大小，微球粒子大小分布是极其重要的质量指标之一，检测方法有：显微镜法、电子显微镜法、**激光散射法**和库尔特计数法等。

48. 微球体外释放度的测定，目前没有统一规范的方法，特别是**动脉栓塞微球**，与口服药物在胃肠道的情况不同，模拟更为困难。目前常用的方法有：连续流动系统、动态渗析系统、浆法等。

49. 药物在微球中的分散状态通常有：①溶解在微球内；②以结晶状态镶嵌在微球内；③**吸附或镶嵌在微球表面**。

50. 微球的用途有抗肿瘤药物载体、多肽载体、**疫苗载体**、局部麻醉药实现长效缓释。

51. 微囊系指将固态或液态药物（称为囊心物）包裹在天然的或合成的高分子材料（称为囊材）中而形成的微小囊状物，称为微型胶囊，简称微囊，粒径在**1～250μm**。

52. 粒径在**0.1～1μm**之间的微囊称为亚微囊。

53. 粒径在**10～100nm**之间的微囊称为纳米囊。

54. 制备微型胶囊的过程简称为微囊化，这种技术称为**微型包囊技术**。

55. 药物微囊化的特点：提高药物的稳定性；掩盖药物的不良臭味；防止药物在胃内失活，减少药物对胃的刺激性；**控制药物的释放**；使液态药物固态化；减少药物的配伍变化；使药物浓集于靶区。

历年考题

【A 型题】1. 关于脂质体特点和质量要求的说法，正确的是( )

A. 脂质体的药物包封率通常应在 10% 以下

B. 药物制备成脂质体，提高药物稳定性的同时增加了药物毒性

C. 脂质体为被动靶向制剂，在其载体上结合抗体、糖脂等也可使其具有特异靶向性

D. 脂质体形态为封闭多层囊状物，贮存稳定性好，不易产生渗漏现象

E. 脂质体是理想的靶向抗肿瘤药物载体，但只适用于亲脂性药物

【考点提示】C。包封率 = ［脂质体中的药量/(介质中的药量 + 脂质体中的药量)］×100%，通常要求脂质体的药物包封率达 80% 以上；脂质体为被动靶向制，在其载体上结合抗体、糖脂也可以使其具有特异靶向性。脂质体存在贮存稳定性差，静注给药后因血中蛋白酶等因素作用造成其破裂及封包率的快速渗漏等不足。

【B 型题】(2~4 题共用选项)

A. 常规脂质体   B. 微球

C. 纳米囊   D. pH 敏感脂质体

E. 免疫脂质体

2. 常用作栓剂治疗给药的靶向制剂是（   ）

3. 具有主动靶向作用的靶向制剂是（   ）

4. 基于病变组织与正常组织间酸碱性差异的靶向制剂是（   ）

【考点提示】A、E、D。常规脂质体常用作栓剂治疗给药的靶向制剂。主动靶向制剂是用修饰的药物载体作为"导弹"，将药物定向地运送到靶区浓集发挥药效。亦可将药物修饰成前体药物，即能在病变部位被激活的药理惰性物，在特定靶区发挥作用。pH 敏感靶向制剂：利用肿瘤附近及炎症部位的 pH 比周围正常组织低，采用 pH 敏感微粒载体可将药物靶向释放到这些部位，如 pH 敏感脂质体。

【B 型题】（5~7 题共用选项）

A. 载药量   B. 渗漏率

C. 磷脂氧化指数   D. 释放度

E. 包封率

5. 在脂质体的质量要求中，表示微粒（靶向）制剂中所含药物量的项目是（   ）

6. 在脂质体的质量要求中，表示脂质体化学稳定性的项目是(　　)

7. 在脂质体的质量要求中，表示脂质体物理稳定性的项目是(　　)

【考点提示】A、C、B。载药量＝［脂质体中药物量/（脂质体中药量＋载体总量)］×100%。脂质体的化学稳定性有磷脂氧化系数、磷脂量的测定。物理稳定性用渗透率表示。

第六章　生物药剂学

第一节　药物体内过程基础知识

必背采分点

1. 生物膜包括细胞膜及**各种细胞器的亚细胞膜**。

2. 物质通过生物膜的现象称为物质的**膜转运**。

3. 生物膜主要由类脂质、**蛋白质**和少量糖类所组成。

4. 被动转运是物质**从高浓度区域向低浓度区域**的转运。

5. 载体转运由载体介导，生物膜中的蛋白质具有载体的作用。载体转运有**主动转运和易化扩散**两种方式。

6. 细胞通过膜动转运摄取液体称为胞饮，摄取的是微粒或大分子物质称吞噬，大分子物质从细胞内转运到细胞外称为**胞吐**。

7. 生物膜具有一定的流动性，它可以通过主动变形、膜凹陷吞没液滴或微粒，将某些物质摄入细胞内或从细胞内释放到细胞外，此过程称**膜动转运**。

8. 核苷类药物水溶性大，被动转运速度慢，主要依靠**转运蛋白促进扩散方式**跨膜转运。

历年考题

【A 型题】1. 无吸收过程，直接进入体循环的注射给药方式是（　　）

    A. 肌肉注射　　　　　　B. 皮下注射

    C. 椎管给药　　　　　　D. 皮内注射

    E. 静脉注射

【考点提示】E。对于药物制剂，除静脉注射等血管内给药以外，非血管内给药（如口服给药、肌内注射、吸入给药、透皮给药等）都存在吸收过程。

【B 型题】（2～4 题共用选项）

    A. 滤过　　　　　　　　B. 简单扩散

    C. 易化扩散　　　　　　D. 主动转运

    E. 膜动转运

2. 借助载体，由膜的高浓度一侧向低浓度一侧转运，不消耗能量的药物转运方式是（　　）

3. 扩散速度取决于膜两侧药物的浓度梯度、药物的

脂水分配系数及药物在膜内扩散速度的药物转动方式是（ ）

4. 借助载体或酶促系统，消耗机体能量，从膜的低浓度一侧向高浓度一侧转运的药物转运方式是（ ）

【考点提示】C、B、D。易化扩散又称中介转运，是指一些物质在细胞膜载体的帮助下，由膜的高浓度一侧向低浓度一侧转运的过程。简单扩散：药物的扩散速度取决于膜两侧药物的浓度梯度、药物的脂水分配系数及药物在膜内的扩散速度，药物大多数以这种方式通过生物膜。主动转运：药物通过生物膜转运时，借助载体或酶促系统，可以从膜的低浓度一侧向高浓度一侧转运，这种过程称为主动转运。

第二节 药物的胃肠道吸收

必背采分点

1. 胃与食管相接的部位为贲门，与十二指肠相连的为**幽门**，中间部分为胃体部，胃控制内容物向肠管转运。

2. 胃壁内侧由黏膜、肌层和**浆膜层**组成。

3. 胃黏膜表面层是上皮柱状细胞,表面覆盖着一层 1.0～1.5mm 厚的黏液层,它主要由**黏多糖**组成,为细胞表面提供了一层保护层。

4. 小肠由**十二指肠、空肠和回肠**组成,全长 2～3m,十二指肠与胃相接,胆管和胰腺管开口于此,排出胆汁和胰液,帮助消化和中和部分胃酸使消化液 pH 升高。

5. 小肠液的 pH 值为**5～7**,是弱碱性药物吸收的理想环境。

6. 大多数药物的最佳吸收部位是**十二指肠或小肠上部**,药物可以通过被动扩散途径吸收,小肠也是药物主动转运吸收的特异性部位。

7. 小肠黏膜面上分布有许多环状褶襞,并拥有大量**指状突起的绒毛**。

8. **绒毛**是小肠黏膜表面的基本组成部分,长度 0.5～1.5mm。

9. 大肠由**盲肠、结肠和直肠**组成。大肠长约 1.7m,黏膜上没有绒毛,有效吸收表面积比小肠小得多,药物吸收也差。

10. 人每日分泌的胃液量为 1.5～2.5L。胃液的 pH 值为**1.0**左右,有利于弱酸性药物吸收。

11. 水和食物会影响胃液 pH,空腹时胃液 pH 值为 0.9～1.5,进食后 pH 值可上升到**3.0～5.0**。

12. 从胃排出的酸性液到了十二指肠后，受胰腺分泌的胰液（pH 值 7.6～8.2）中的碳酸氢根离子中和，小肠的 pH 值较胃液高得多，通常为**5～7**，有利于弱碱性药物的吸收。

13. 大肠黏膜分泌的肠液的 pH 值为**8.3～8.4**。

14. 胃的运动有两种，一种是全胃性的慢紧张性收缩，另一种是**以波形向前推进的蠕动**。

15. 小肠的运动有**分节运动**、蠕动运动、黏膜与绒毛的运动。

16. 分节运动以**肠环型肌的舒张与收缩**运动为主，使小肠内容物不断分开又不断混合，并反复与吸收黏膜接触。

17. 黏膜与绒毛的运动是由局部刺激而发生的**黏膜肌肉层收缩**造成的。

18. 胃内容物从胃幽门部排至小肠上部称为**胃排空**。

19. 各类食物中，糖类的排空时间较蛋白质为短，蛋白质又较脂肪为短，混合食物由胃全部排空通常需要**4～6 小时**。

20. 胃内容物的黏度、渗透压也会影响胃排空速度，随着内容物的黏度和渗透压**增高**，胃排空速率减小，胃内滞留时间延长。

21. 口服阿司匹林时饮水量由 75mL 增加至 150mL，吸收速度亦**增加一倍**。因为增加饮水量，胃内容物体积增大和渗透压降低，加快了胃排空速率，进入小肠后药物的稀溶液可与肠壁充分接触，也有利于药物的吸收。

22. 药物吸收通过胃肠道黏膜时，可能被黏膜中的**酶**代谢。

23. 药物进入体循环前的降解或失活称为"**首过代谢**"或"**首过效应**"。

24. 药物的首过效应越大，药物被代谢**越多**，其血药浓度也越小，药效受到明显的影响。

25. 通常药物在消化道的吸收主要通过**毛细血管向循环系统**转运。

26. 亲脂性药物容易吸收，但并非亲脂性越强吸收越好。根据里宾斯基五规则，药物脂水分配系数的对数值应为正数，而且**小于 5（$\lg P < 5$）**才比较合适。

27. 溶出速度的理论是基于 Noyes – Whitney 的扩散溶解理论。物质溶解时先在固液界面之间形成饱和层，称为**静流层或扩散层**。

28. 药物粒子大小和溶出速度有一定关系。药物颗粒的表面积与颗粒直径成**反比**。

29. 相同重量的药物粉末，其表面积随粉末粒子直径的减少而**增加**。

30. 化学结构相同的药物，由于结晶条件不同，可得到数种晶格排列不同的晶型，这种现象称为多晶型。多晶型中有稳定型、亚稳定型和**无定型**。

31. 某种药物带有溶剂而构成的结晶称为**溶剂化物**。

32. 多数情况下在水中的溶解度和溶解的速度是以**水合物 < 无水物 < 有机溶剂化物**的顺序增加。

33. 利用**包衣技术**能防止胃酸中不稳定药物的降解和失效。

34. 口服剂型药物的生物利用度的顺序为**溶液剂 > 混悬剂 > 胶囊剂 > 片剂 > 包衣片**。

35. 水混悬液中药物的吸收主要取决于**药物的溶出速度**、脂水分配系数。

36. 混悬剂中难溶性药物颗粒的粒径在**0.1 ~ 1mm**时，其吸收速度受到溶出速度的限制。

37. 胶囊剂的药物吸收**优于**片剂。

38. 物理吸附作用包括从溶液中将药物分子除去并转移到"活性"固体的表面，溶液中药物与被吸附药物间常存在着平衡关系。假若吸附是不可逆的，即是**化学吸附**。

39. 生物药剂学分类系统是依据药物的水溶性和肠壁的渗透性将药物分成**四大类**。

40. Ⅰ型药物的溶解度和渗透性均较大，药物的吸收通常是很好的，只要处方中没有显著影响药物吸收的辅料，通常无生物利用度问题，易于制成**口服制剂**。

41. **Ⅱ型药物**的溶解度较低，药物的溶出是吸收的限速过程，可通过增加溶解度和溶出速度的方法，改善药物的吸收。

42. Ⅲ型药物有较低的渗透性，生物膜是吸收的屏障，药物的跨膜转运是药物吸收的限速过程，可能存在主动转运和特殊转运过程。可通过**增加药物的脂溶性**来改善药物的渗透性，或选用渗透促进剂及合适的微粒给药系统增加药物的吸收。

43. Ⅳ型药物的溶解度和渗透性均较低，可考虑采**用微粒给药系统靶向**给药，或制备前体药物改善药物溶解度或（和）渗透性。

历年考题

【A型题】大部分药物在胃肠道中最主要的吸引部位是（　　）

A. 胃   B. 小肠
C. 盲肠   D. 结肠
E. 直肠

【考点提示】B。小肠液的 pH 值为 5~7，是弱碱性药物吸收的理想环境。大多数药物的最佳吸收部位是十二指肠或小肠上部，药物可以通过被动扩散途径吸收，小肠也是药物主动转运吸收的特异性部位。

第三节　药物的非胃肠道吸收

必背采分点

1. 肌内注射可以是溶液剂、混悬剂或乳剂，所用溶剂有水、复合溶剂或油等，容量一般为**2～5mL**。

2. 身体各部位皮肤渗透性的大小排序为**阴囊＞耳后＞腋窝区＞头皮＞手臂＞腿部＞胸部**。

3. 各种注射剂中药物的释放速率按以下次序排列：**水溶液＞水混悬液＞油溶液＞O/W 型乳剂＞W/O 型乳剂＞油混悬液**。

4. 分子量**小于 1000** 时，分子量对吸收速率的影响不明显。

5. 肺部给药时，药物粒子大小影响药物到达的部位，大于 $10\mu m$ 的粒子沉积于气管中，$2～10\mu m$ 的粒子可到达支气管与细支气管，**$2～3\mu m$** 的粒子可到达肺泡。

6. 鼻黏膜给药的优点：①鼻黏膜内的丰富血管和鼻

黏膜的渗透性大有利于吸收；②**可避开肝脏首过效应**、消化道黏膜代谢和药物在胃肠液中的降解；③某些药物吸收程度和速度有时可与静脉注射相当；④**鼻腔内给药方便易行**。

7. 成人鼻腔分泌物的正常 pH 值为**5.5 ~ 6.5**，含有多种酶类。

8. 鼻腔**气雾剂、喷雾剂和吸入剂**在鼻腔中的弥散度和分布面较广泛，疗效一般优于其他剂型。

9. 混悬剂的作用与其粒子大小及其在鼻腔吸收部位中保留的位置与时间有关。**大于 50μm** 的粒子一进入鼻腔即沉积，不能达到鼻黏膜主要吸收部位，小于 2μm 的粒子又可能被气流带入肺部。

10. 口腔黏膜给药可发挥局部或全身治疗作用，口腔黏膜吸收能够避免胃肠道中的酶解和酸解作用，也可避开**肝脏的首过效应**。

11. 口腔黏膜作为全身用药途径主要指颊黏膜吸收**和舌下黏膜吸收**。

12. 舌下给药的主要缺点是易受**唾液冲洗作用**影响，保留时间短。

13. **角膜渗透**是眼局部用药的有效吸收途径。

14. **眼用制剂角膜前流失**是影响其生物利用度的重要因素。

15. 人眼正常泪液容量约 7μL，结膜囊最高容量为**30μL**。

16. 液体剂型滴入结膜囊中保留时间为**4～10 分钟**。

17. 一般眼膏的吸收**慢于**水溶液及水混悬液。

18. 正常眼能耐受相当于**0.8%～1.2%** NaCl 溶液的渗透压。

19. 皮肤表皮由内向外可分为基底层、棘层、颗粒层、透明层和角质层，最外层的角质层是由**死亡的角化细胞**组成，为 12～20 层。

20. 皮肤中，**角质层**细胞富含类脂，是皮肤屏障的主要所在部位。

21. 皮肤表皮中除角质层外，其他四层合称为**活性表皮**，厚度为 50～100mm。活性表皮中含有酶，能降解通过皮肤的药物。

22. 皮肤表皮下方为**真皮**，由结缔组织构成，毛发、毛囊、皮脂腺和汗腺等皮肤附属器存在于其中，并有丰富的血管和神经。

23. 皮肤的**附属器毛囊、皮脂腺和汗腺**是药物通过皮肤的另一条途径。

24. 药物渗透通过皮肤进入血液循环的主要途径是**表皮途径**。

历年考题

【A型题】1. 药物经皮渗透速率与其理化性质有关，透皮速率相对较大的是（　　）

A. 熔点高　　　　　　　B. 离子型

C. 脂溶性大　　　　　　D. 分子体积大

E. 分子极性高

【考点提示】C。药物经皮渗透速率与药物理化性质有关，脂溶性大的药物，即脂水分配系数大的药物容易分配进入角质层，因而透皮速率大。

【A型题】2. 关于药物经皮吸收及其影响因素的说法，错误的是（　　）

A. 药物在皮肤内蓄积作用有利于皮肤疾病的治疗

B. 汗液可使角质层水化从而增大角质层渗透性

C. 皮肤给药只能发挥局部治疗作用

D. 真皮上部存在毛细血管系统，药物达到真皮即可很快地被吸收

E. 药物经皮肤附属器的吸收不是经皮吸收的主要途径

【考点提示】C。大部分药物经皮渗透速度小，只能起到皮肤局部的治疗作用，当药物治疗剂量小，经皮渗透速度大时，有可能产生全身治疗的作用或副作用。

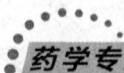

【B 型题】（3～4 题共用选项）

    A. 皮内注射   B. 皮下注射

    C. 肌内注射   D. 静脉注射

    E. 静脉滴注

3. 青霉素过敏性试验的给药途径是(　　)

4. 短效胰岛素的常用给药途径是(　　)

【考点提示】A、B。皮内注射是将药物注射到真皮中，此部位血管稀且小，吸收差，只用于诊断与过敏试验，注射量在 0.2mL 以内。药物皮下注射的吸收较肌内注射慢，因皮下组织血管较少及血流速度比肌肉组织慢。一些需延长作用时间的药物可采用皮下注射，如治疗糖尿病的胰岛素。

第四节　药物的分布、代谢和排泄

📖 必背采分点

1. 药物分布是可逆的过程，当药物对某些组织有很强的亲和性时，药物从该组织中返回血液循环的速度比进入该组织的速度慢，连续应用时该组织中的药物浓度逐渐升高，这种现象称为**蓄积**。

2. 吸收的药物向体内各组织分布是通过**血液循环**进

行的。

3. 除了中枢神经系统外，药物穿过毛细血管壁的速度快慢，主要取决于**血液循环的速度**，其次为毛细血管的通透性。

4. 药物与血浆蛋白结合是**可逆**过程，有饱和现象，游离型和结合型之间存在着动态平衡关系。

5. 血浆药物浓度通常指血浆中的药物总浓度，即包括游离药物与结合药物，但药物的疗效取决于其**游离型浓度**。

6. 药物与血浆蛋白**可逆性**结合，是药物在血浆中的一种贮存形式，能降低药物的分布与消除速度，使血浆中游离型药物保持一定的浓度和维持一定的时间。

7. 与蛋白质结合的药物和血浆中的全部药物的比例，称**血浆蛋白结合率**。

8. 血浆中游离药物浓度和**血浆蛋白总浓度**是影响血浆蛋白结合率的重要因素。

9. 微粒的粒径大小影响它的体内分布，大于 $7\mu m$ 的粒子被**肺毛细血管**滞留，小于 $7\mu m$ 的粒子则大部分被肝和脾中的单核 - 巨噬细胞摄取。

10. 血液循环与淋巴循环构成体循环，**淋巴系统**是组织液的总汇，淋巴循环起始于毛细淋巴管，毛细淋巴管汇合成小淋巴管，继而汇合成大淋巴管。

11. 淋巴循环可使药物不通过肝脏从而避免**首过效应**。

12. 脂肪和蛋白质等大分子物质转运依赖**淋巴系统**。

13. 毛细淋巴管的管径不规则，大小为毛细血管的 **2～5 倍**，为一层上皮细胞覆盖的薄壁细管。

14. 静脉注射时药物进入血液，药物由毛细血管进入组织液，其后进入淋巴管。药物需要经过血管壁和淋巴管壁两个屏障，其透过性能取决于**孔径较小的血管壁**。

15. 血液与脑组织之间存在屏障，脑组织对外来物质有选择地摄取的能力称为血－脑屏障。血－脑屏障的作用在于保护**中枢神经系统**，使其具有稳定的化学环境。

16. 血－脑屏障包括以下三种屏障：①从血液中直接转运至脑内的血液－脑屏障；②从血液转运至脑脊液的血液－脑脊液屏障；③**通过脑脊液转运至脑内的脑脊液－脑屏障**。

17. 药物的亲脂性是药物透过**血－脑屏障**的决定因素。

18. 药物向中枢神经系统的转运，取决于在 **pH 值 7.4** 时的分配系数大小，而分配系数又受解离度影响。

19. 药物从脑脊液向血液中排出，主要通过**蛛网膜绒毛滤过方式**进行。

20. 蛛网膜绒毛具有较大孔隙，药物通过这种孔隙的滤过并没有特别的制约，另一条排出途径为**从脑脊液经脉络丛的主动转运机制**进入血液。

21. 胎血与母血不直接流通，由胎盘绒毛膜板的无数绒毛的绒毛上皮和毛细血管内皮细胞形成的薄膜相隔。此膜具有一般生物膜特性，并具有**代谢和内分泌**功能。

22. 母体循环系统的药物能穿过**胎盘和胎膜**影响胎儿。

23. 受孕后的**3～12周**是胎儿器官形成期，对药物损害敏感，易影响器官形成，引致器官畸形，故孕妇用药应特别慎重。

24. 胎盘转运机制包括**被动转运和主动转运**。

25. 大部分药物以**被动转运**通过胎盘。

26. 非解离型药物脂溶性**越大**越易透过。大分子水溶性药物则难以透过。

27. 糖类通过有载体参与自制转运至胎盘内，K^+、Na^+、氨基酸等化合物通过**主动转运机制**进入胎儿体内。

28. 药物在体内吸收、分布的同时可能伴随着化学结构上的转变，这就是药物的代谢过程，又称**生物转化**。

29. 药物代谢的主要部位是在**肝脏**，它含有大部分代谢活性酶，由于它的高血流量，使其成为一个最重要的代谢器官。

30. 除肝脏以外，**胃肠道**是常见的代谢部位。

31. 参加药物代谢反应的酶系通常分为微粒体酶系和非微粒体酶系两类，前者主要存在于**肝脏**，后者除肝脏外也存在于血液及其他组织。

32. 哺乳动物肝微粒体中存在一类氧化反应类型极为广泛的氧化酶系，称为肝微粒体混合功能氧化酶系统或称**细胞色素 P450 酶系**。

33. 细胞色素 P450 催化反应可发生在体内不同的组织器官，但最重要的器官是**肝脏**。

34. 药物代谢第Ⅰ相反应是**引入官能团的反应**，通常是脂溶性药物经氧化、还原、水解和异构化，引入羟基、氨基或羧基等极性基团。

35. 药物代谢第Ⅱ相反应是**结合反应**，含极性基团的原形药物或第Ⅰ相反应生成的代谢产物与机体内源性物质结合生成结合物，增加药物的极性和水溶性，有利于药物的排泄。

36. 某些化学物质能提高肝药酶活性，增加自身或其他药物的代谢速率，此现象称**酶诱导**。

37. 具有酶诱导作用的物质叫**酶诱导剂**。

38. 氯霉素具抑制肝微粒体酶的作用，能抑制甲苯磺丁脲的代谢，引起**低血糖昏迷**。

39. 肾小管分泌是将药物转运至尿中排泄的过程，主要发生在**近曲肾小管**。

40. 肾小管分泌是**主动转运过程**，可分两类，即有机酸转运系统和有机碱转运系统，分别转运弱酸性药物和弱碱性药物。

41. 人体每天流过肾脏的血液为**1700～1800L**，滤过的水绝大部分（约99%）被重吸收，机体的必需成分和药物等也能被重吸收。

42. 维生素 A、维生素 D、维生素 E、维生素 B_{12}、性激素、甲状腺素及这些药物的代谢产物都有从**胆汁**排泄。

43. 成年人一昼夜分泌的胆汁为**800～1000mL**。

44. 药物在肾小管重吸收主要是被动重吸收，这种被动重吸收与**药物的脂溶性、pK_a、尿的 pH 和尿量**有密切关系。

历年考题

【A 型题】1. 随胆汁排出的药物或代谢物，在肠道转运期间重吸收而返回门静脉的现象是（　　）

A. 零级代谢　　　　　B. 首过效应

C. 被动扩散　　　　　D. 肾小管重吸收

E. 肠－肝循环

【考点提示】E。肠－肝循环是指随胆汁排入十二肠的药物或其代谢物，在肠道中重新被吸收，经门静脉返回肝脏，重新进入血液循环的现象。有肠－肝循环的药物在体内能停留较长时间。

【A 型题】2. 高血浆蛋白结合率药物的特点是(　　)

  A. 吸收快   B. 代谢快

  C. 排泄快   D. 组织内药物浓度高

  E. 与高血浆蛋白结合率的药物合用出现毒性反应

【考点提示】E。高血浆蛋白结合率药物的特点是一些作用于心血管系统的药物能改变组织的血流量，如去甲肾上腺素减少肝脏血流量，减少利多卡因在其主要代谢部位肝脏中的分布量，从而减少该药的代谢，结果是血中利多卡因浓度增高。

【A 型题】3. 药品代谢的主要部位是(　　)

  A. 胃   B. 肠

  C. 脾   D. 肝

  E. 肾

【考点提示】D。药品代谢的主要部位是肝脏。

第七章 药效学

第一节 药物的基本作用

必背采分点

1. 药物效应动力学，简称药效学，是研究**药物对机体的作用和作用机制**，以及药物剂量与效应之间关系的科学。

2. 药物作用是指药物与机体生物大分子相互作用所引起的初始作用，是动因。药理效应是机体反应的具体表现，是**继发于药物作用的结果**。

3. 洋地黄对**心脏**有较高的选择性。

4. 吗啡及其代谢产物在脑组织的浓度并不高，其镇痛的作用部位主要在**中枢神经系统**。

5. 全身作用又称**吸收作用**，指药物经吸收进入血液循环，分布到机体有关部位后再发挥作用，例如口服降血糖药、调血脂药等。

6. 对因治疗指用药后能消除**原发致病因子**，治愈疾病的药物治疗。

7. 补充体内营养或代谢物质不足，称为补充疗法，又称替代疗法，属于**对因治疗**。

历年考题

【A型题】1. 属于对因治疗的药物作用方式的是（　　）

A. 胰岛素降低糖尿病患者的血糖

B. 阿司匹林治疗感冒引起的发热

C. 硝苯地平降低高血压患者的血压

D. 硝酸甘油缓解心绞痛的发作

E. 青霉素治疗脑膜炎奈瑟菌引起的流行性脑脊髓膜炎

【考点提示】E。对因治疗是指用药后能消除原发致病因子，治愈疾病的药物治疗。对症治疗是指用药后能改善患者疾病症状的治疗。

胰岛素降低糖尿病患者的血糖、阿司匹林治疗感冒引起的发热、硝苯地平降低高血压患者的血压、硝酸甘油缓解心绞痛的发作都是对症治疗，青霉素治疗脑膜炎奈瑟菌引起的流行性脑脊髓膜炎是对因治疗。

【A型题】2. 属于对因治疗的药物作用的是（　　）

A. 硝苯地平降血压

B. 对乙酰氨基酚降低发热体温

C. 硝酸甘油缓解心绞痛发作

D. 聚乙二醇 4000 治疗便秘

E. 环丙沙星治疗肠道感染

【考点提示】E。对因治疗指用药后能消除原发致病因子，治愈疾病的药物治疗。例如使用抗生素杀灭病原微生物，以控制感染性疾病；铁制剂治疗缺铁性贫血等属于对因治疗。此外，补充体内营养或代谢物质不足，称为补充疗法，又称替代疗法，也属于对因治疗。所以，环丙沙星治疗肠道感染属于对因治疗。

第二节 药物的剂量与效应关系

必背采分点

1. 量效关系可用量－效曲线或**浓度－效应曲线**表示，定量地反映药物作用特点，为临床用药时提供参考。

2. 在效应**16% ~ 84%**区域，量效曲线几乎呈一直线，其与横坐标夹角的正切值，称为量效曲线的斜率。

3. 药物量效之间的函数关系可用曲线来表示。常以药理效应强度为纵坐标，药物剂量或浓度为横坐标，进行作图，得到直方双曲线。将药物浓度或剂量改用对数值作图，则呈现典型的 S 形曲线，即量－效曲线。通常，在整体动物试验，以**给药剂量**表示；在离体试验，则以**药物浓度**表示。

4. 药理效应按性质可分为**量反应和质反应**。

5. 药理效应的强弱呈连续性量的变化，可用数或量或最大反应的百分率表示，称为**量反应**。

6. 最小有效浓度是指药理效应的最低药物浓度，亦称**阈浓度**。

7. 最大效应是指在一定范围内，增加药物剂量或浓度，其效应强度随之增加，但效应增至最大时，继续增加剂量或浓度，效应不能再上升，此效应为极限，称为最大效应，也称**效能**。

8. 药物的安全性一般与其半数致死量（LD_{50}）的大小成正比，与**半数有效量（ED_{50}）**成反比。

9. 常以药物 LD_{50} 与 ED_{50} 的比值表示药物的安全性，称为**治疗指数（TI）**，此数值越大越安全。

10. 半数有效量是指引起 50% 阳性反应（质反应）或 50% 最大效应（量反应）的浓度或剂量，分别用**半数有效量（ED_{50}）及半数有效浓度（EC_{50}）**表示。

11. **效价强度**是指用于作用性质相同的药物之间的等效剂量或浓度的比较，是指能引起等效反应（一般采用

50%效应量）的相对剂量或浓度，其值越小则强度越大。

历年考题

【A型题】A、B两种药物制剂的药物剂量－效应关系曲线比较见下图，对A药和B药的安全性分析，正确的是（　　）

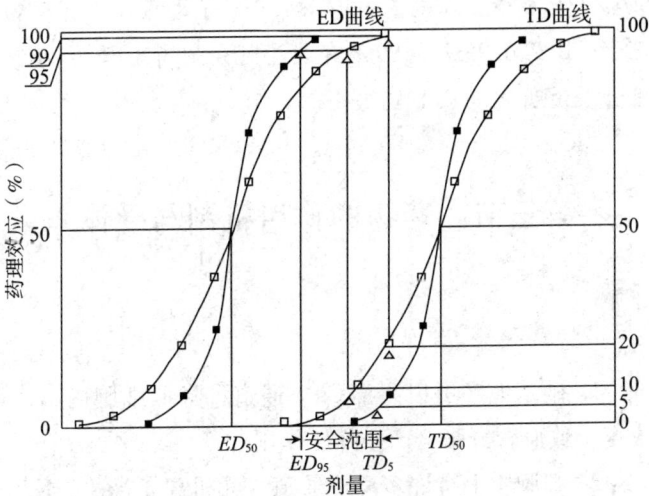

A. A药的治疗指数和安全范围大于B药

B. A药的治疗指数和安全范围小于B药

C. A药的治疗指数大于B药，A药的安全范围小于B药

D. A 药的治疗指数大于 B 药，A 药的安全范围等于 B 药

E. A 药的治疗指数大于 B 药，A 药的安全范围大于 B 药

【考点提示】E。A、B 两药的 LD_{50}、半数中毒剂量（TD_{50}）都重合，也就是相等，因此两药的安全指数 LD_{50}/TD_{50} 相等，A 药在 95% 和 99% 有效量时没有动物死亡，B 药在 95% 和 99% 有效量时分别有 10% 或 20% 死亡，说明 A 药比 B 药安全。

第三节　药物的作用机制与受体

必背采分点

1. 硝苯地平可以阻滞 Ca^{2+} 通道，降低细胞内 Ca^{2+} 浓度，致血管舒张，产生降压作用。

2. 细胞膜上有许多离子通道，无机离子 Na^+、K^+、Ca^{2+}、Cl^- 等可以通过这些通道进行跨膜转运，通道的开放或关闭影响细胞内外无机离子的转运，能迅速改变细胞功能。

3. 阿米洛利阻滞肾小管 Na^+ 通道，米诺地尔激活血管平滑肌 ATP 敏感的 K^+ 通道等。

4. 核酸（DNA 及 RNA）是**控制蛋白质合成及细胞分裂**的生命物质。

5. 有些药物化学结构与体内正常代谢物非常相似，虽参与机体代谢过程，却往往不能引起代谢的生理效果，最后导致抑制或阻断代谢的后果，称为伪品掺入，亦称**抗代谢药**。

6. 磺胺类抗菌药通过**抑制敏感细菌体内叶酸的代谢**而干扰核酸的合成。

7. 有些药物常常是通过简单的化学反应或物理作用而产生药理效应，如口服氢氧化铝、三硅酸镁等抗酸药中和胃酸，可用于治疗**胃溃疡**。

8. 1908 年，**Ehrlich** 首先提出受体的概念，并指出药物必须与受体进行可逆性或非可逆性结合，方可产生作用。

9. 受体应具有两个基本特点：其一是具备特异性识别配体或药物并与之相结合的能力；其二是药物与受体结合，所形成的药物－受体复合物可以产生生物效应，即类似**锁与钥匙**的特异性关系。

10. 能与受体特异性结合的物质称为**配体**。

11. 体内存在许多能与受体结合的生理功能调节物质，称之为**内源性配体**。

12. 能与受体特异性结合的药物等外来物质则称为**外源性配体**。

13. 受体具有的性质有饱和性、特异性、**可逆性**、灵敏性、多样性。

14. 二态模型学说受体构型存在两种状态，**即活化态和失活状态**即两者可以相互转化，处于动态平衡。

15. 受体大致可分为：G 蛋白偶联受体、配体门控的离子通道受体、酶活性受体、**细胞核激素受体**。

16. G 蛋白偶联受体即与**鸟苷酸结合调节蛋白相偶联**的受体。其主要特点是：在受体与激动剂结合后，只有经过 G 蛋白的转导，才能将信号传递至效应器，G 蛋白是细胞外受体和细胞内效应分子的偶联体。

17. 酶活性受体家族为一类位于细胞膜上的受体，其被激活后直接调节**蛋白磷酸化**。

18. 酶活性受体主要有酪氨酸激酶受体（如胰岛素受体和表皮生长因子受体）和非酪氨酸激酶受体（如生长激素受体和干扰素受体）。酪氨酸激酶受体为**跨膜糖蛋白**，胞外有一段与配体结合的结构域，由此接受外部的信息。

19. 第一信使是指**多肽类激素**、神经递质、细胞因子及药物等细胞外信使物质。

20. 大多数第一信使不能进入细胞内，而是与**靶细胞膜表面的特异受体**结合，激活受体而引起细胞某些生物学特性的改变，如膜对某些离子的通透性及膜上某些酶活性的改变，从而调节细胞功能。

21. 第二信使为第一信使作用于**靶细胞后在胞浆内产生的信息分子**，第二信使将获得的信息增强、分化、整合并传递给效应器才能发挥特定的生理功能或药理效应。

22. 最早发现的第二信使是**环磷酸腺苷（cAMP）**，环磷酸鸟苷（cGMP）、肌醇三磷酸（IP_3）、二脂酰甘油（DG）及前列腺素（PGs）、Ca^{2+}等都属于受体信号转导的第二信使。

23. cGMP是三磷酸鸟苷（GTP）经鸟苷酸环化酶（GC）作用的产物，也被磷酸二酯酶（PDE）灭活。cGMP作用与cAMP相反，使心脏抑制、血管舒张、腺体分泌等。cGMP可激活**蛋白激酶G（PKG）**引起各种效应。

24. 二酰基甘油在Ca^{2+}协同下，可以在细胞膜上激活蛋白激酶C（PKC），使许多靶蛋白磷酸化而产生效应，如腺体分泌、血小板聚集、中性粒细胞活化及细胞生长、代谢、分化等效应。

25. IP_3能促进细胞内钙池释放Ca^{2+}，通过钙调蛋白及PKC激发多种细胞功能。

26. 细胞内Ca^{2+}浓度很低，为胞外Ca^{2+}浓度的**0.1%或更少**，但对细胞功能如各种肌肉收缩、腺体分泌、白细胞和血小板活化，以及胞内多种酶的激活有着重要的调节作用。

27. G蛋白能直接通过磷脂酶A_2（PLA_2）水解细胞膜磷脂，或通过DG水解产生**花生四烯酸**，后者经环氧酶作用产生各种前列腺素，或经过脂氧酶作用产生各种白三烯，直接在细胞内或邻近细胞发挥作用。

28. 乙酰胆碱、缓激肽、ATP 等可通过促进 Ca^{2+} **内流**，激活细胞内一氧化氮合酶（NOS），生成一氧化氮（NO）。

29. NO 是一种既有第一信使特征，也有**第二信使特征**的信使分子。

30. 第三信使是指负责**细胞核内外信息传递的物质**，包括生长因子、转化因子等。它们的传导蛋白及某些癌基因产物，参与基因调控、细胞增殖和分化，以及肿瘤的形成等过程。

31. 两药亲和力相等时，其效应取决于**内在活性强弱**；当内在活性相等时，则取决于**亲和力的大小**。

32. 受体脱敏或增敏仅涉及受体数量或密度的变化，分别称为**受体下调或上调**。

33. 受体增敏是与受体脱敏相反的一种现象，可因长期应用拮抗药，造成**受体数量或敏感性提高**。

34. 部分激动药对受体有很高的亲和力，但**内在活性不强（$\alpha < 1$），量－效曲线高度（E_{max}）较低**，即使增加剂量，也不能达到完全激动药的最大效应，相反，却可因它占领受体，而拮抗激动药的部分药理效应。

35. 同源脱敏是由于受体蛋白磷酸化、**受体结构破坏**、受体定位改变及受体合成减少等所致。

36. 根据产生的机制不同，可将受体脱敏分为**同源脱敏和异源脱敏**。

37. 竞争性拮抗药与受体的亲和力可用**拮抗参数**

（pA$_2$）表示。

38. 在拮抗药存在时，若 2 倍浓度的激动药所产生的效应恰好等于未加入拮抗药时激动药的效应，则所加入的拮抗药的摩尔浓度的负对数称为**pA$_2$值**。

39. pA$_2$值的大小反映竞争性拮抗药对其激动药的拮抗强度。药物的 pA$_2$值越大，其**拮抗作用越强**。

40. 受体的调节是维持机体内环境稳定的一个重要因素，其调节方式有**脱敏和增敏**两种类型。

41. 受体脱敏是指在长期使用一种激动药后，组织或细胞的受体对激动药的**敏感性和反应性下降**的现象。

历年考题

【A 型题】1. 铁剂治疗缺铁性贫血的作用机制是（　　）

  A. 影响酶的活性   B. 影响核酸代谢

  C. 补充体内物质   D. 影响机体免疫功能

  E. 影响细胞环境

【考点提示】C。有些药物通过补充生命代谢物质治疗相应的缺乏症，如铁剂治疗缺铁性贫血、胰岛素治疗糖尿病等。

【A 型题】2. 既有第一信使特征，也有第二信使特

征的信使分子是（　　）

    A. 钙离子　　　　　　　B. 神经递质

    C. 环磷酸腺苷　　　　　D. 一氧化氮

    E. 生长因子

【考点提示】D。一氧化氮是既有第一信使特征也有第二信使特征的信使分子。

【B 型题】（3~4 题共用选项）

    A. 影响机体免疫功能

    B. 影响酶的活性

    C. 影响细胞膜离子通道

    D. 阻断受体

    E. 干扰叶酸代谢

3. 阿托品的作用机制是（　　）

4. 硝苯地平的作用机制是（　　）

【考点提示】D、C。阿托品特异性阻断 M 胆碱受体，但其选择性作用并不高，对心脏、血管、平滑肌、腺体及中枢神经功能都有影响，而且有的兴奋、有的抑制。细胞膜上有许多离子通道，无机离子 Na^+、K^+、Ca^{2+}、Cl^- 等可以通过这些通道进行跨膜转运，通道的开放或关闭影响细胞内外无机离子的转运，能迅速改变细胞功能。钙通道阻滞药硝苯地平可以阻滞 Ca^{2+} 通道，降低细胞内 Ca^{2+} 浓度，致血管舒张，产生降压作用。

【B 型题】（5~6 题共用选项）

　　A. 可逆性　　　　　　B. 饱和性

　　C. 特异性　　　　　　D. 灵敏性

　　E. 多样性

　　5. 受体对配体具有高度识别能力，对配体的化学结构与立体结构具有专一性，这一属性属于受体的（　　）

　　6. 受体的数量和其能结合的配体量是有限的，配体达到一定浓度后，效应不再随配体浓度的增加而增加，这一属性属于受体的（　　）

　　【考点提示】 C、B。特异性受体对它的配体有高度识别能力，对配体的化学结构与立体结构具有很高的专一性，特定的受体只能与其特定的配体结合，产生特定的生理效应。同一化合物的不同光学异构体与受体的亲和力相差很大。饱和性受体数量是有限的，其能结合的配体量也是有限的，因此受体具有饱和性，在药物的作用上反映为最大效应。当药物达到一定浓度后，其效应不会随其浓度增加而继续增加。

　　【B 型题】（7~9 题共用选项）

　　A. 长期使用一种受体的激动药后，该受体对激动药的敏感性下降

　　B. 长期使用一种受体的激动药后，该受体对激动药的敏感性增强

    C. 长期应用受体拮抗药后，受体数量或受体对
       激动药的敏感性增加

    D. 受体对一种类型受体的激动药反应下降，对
       其他类型受体激动药的反应也不敏感

    E. 受体只对一种类型受体的激动药的反应下降，
       而对其他类型受体激动药的反应不变

7. 受体脱敏表现为（　　　）

8. 受体增敏表现为（　　　）

9. 同源脱敏表现为（　　　）

【考点提示】A、C、E。受体脱敏是指在长期使用
一种受体的激动药后，该受体对激动药的敏感性下降的
现象。受体增敏是受体脱敏相反的一种现象，可因长期
应用受体拮抗药后，受体数量或受体对激动药的敏感性
增加。同源脱敏是指受体只对一种类型受体的激动药的
反应下降，而对其他类型受体激动药的反应不变。

【B型题】（10～12题共用选项）

    A. 完全激动药   B. 竞争性拮抗药

    C. 部分激动药   D. 非竞争性拮抗药

    E. 负性激动药

10. 与受体具有很高亲和力和内在活性（$\alpha = 1$）的
药物是（　　　）

11. 与受体具有很高亲和力，但内在活性不强

（α＜1）的药物是（　　）

12. 与受体具有很高亲和力，但缺乏内在活性（α＝0），与激动药合用，在增强激动药剂量或浓度时，激动药的量－效曲线平行右移，但最大效应不变的药物是（　　）

【考点提示】A、C、B。将与受体既有亲和力又有内在活性的药物称为激动药，它们能与受体结合并激活受体而产生效应。根据亲和力和内在活性，激动药又能分为完全激动药和部分激动药。前者对受体有很高的亲和力和内在活性（α＝1），后者对受体有很高的亲和力，但内在活性不强（α＜1），量－效曲线高度（E_{max}）较低。拮抗药虽与受体具有较强的亲和力，但缺乏内在活性（α＝0），故不能产生效应，但由于其占据了一定数量受体，反而可拮抗激动药的作用。拮抗药分为竞争性拮抗药和非竞争性拮抗药两种。由于激动药与受体的结合是可逆的，竞争性拮抗药可与激动药互相竞争与相同受体结合，产生竞争性抑制作用，可通过增加激动药的浓度使其效应恢复到原先单用激动药时的水平，使激动药的量－效曲线平行右移，但其最大效应不变，这是竞争性抑制的重要特征。非竞争性拮抗药与受体形成比较牢固的结合，因而解离速度慢，或者与受体形成不可逆的结合而引起受体构型的改变，阻止激动药与受体正常结合。因此，增加激动药的剂量也不能使量－效曲线的最大强度达到原来水平，使 E_{max} 下降。

【X型题】13. 属于受体信号转导第二信使的有（　　）

　　A. 环磷酸腺苷（cAMP）

　　B. 环磷酸鸟苷（cGMP）

　　C. 钙离子（Ca^{2+}）

　　D. 一氧化氢（NO）

　　E. 乙酰胆碱（ACh）

【考点提示】ABCD。现已发现四十余种神经递质或激素的受体，如许多激素的受体、M胆碱受体、肾上腺素受体、多巴胺受体、5-HT受体、前列腺素受体及一些多肽类受体等通过G蛋白偶联机制产生作用，G蛋白偶联受体介导来自这些配体的信号，通过第二信使如环磷酸腺苷（cAMP）、环磷酸鸟苷（cGMP）、三磷酸肌醇（IP_3）、二酰甘油（DG）和钙离子（Ca^{2+}）等，转导至效应器，从而产生生物效应。

【X型题】14. 多数药物作用于受体发挥药效，受体的主要类型有（　　）

　　A. G蛋白偶联受体

　　B. 配体门控离子通道受体

　　C. 酶活性受体

　　D. 电压依赖性钙离子通道

　　E. 细胞核激素受体

【考点提示】ABCE。受体类型有G蛋白偶联受体、配体门控离子通道受体、酶活性受体、细胞核激素受体。

【X 型题】15. 药物的作用靶点有( )

A. 受体　　　　　　　　B. 酶

C. 离子通道　　　　　　D. 核酶转运体

E. 基因

【考点提示】ABCDE。药物作用机制是研究药物如何与机体细胞结合而发挥作用的，药物与机体结合的部位就是药物作用的靶点。已知药物作用靶点涉及受体、酶、离子通道、核酸、免疫系统、基因等。

第四节　影响药物作用的因素

必背采分点

1. 同一药物在不同剂量时，作用强度不同，用途也不同。例如苯二氮䓬类镇静催眠药，在小剂量时，产生**镇静**作用；随着剂量的增大，出现**催眠**作用；剂量再增加，则产生**抗惊厥和抗癫痫**作用。

2. 促消化药、胃黏膜保护药、降血糖药等一般情况下，**饭前**用药吸收好，作用快。

3. **饭后**用药吸收较差，作用慢，但有利于维生素 B_2、螺内酯、苯妥英钠等的吸收，也可减少一些药物，如阿司匹林、硫酸亚铁、抗酸药等对胃肠道黏膜的刺激和损伤。

4. 胰岛素宜**饭前**注射。

5. 催眠药宜在**睡前**服用。

6. 用药宜取**站位**，多饮水送下，稍活动后，再卧床休息，以防引起药物性食管溃疡，尤其对口服抗生素、抗肿瘤药物、抗胆碱药等应注意。

7. 多数情况下，患者需要在一定时间内连续用药才能治愈疾病。有的药物机体连续多次应用后，其反应性会逐渐降低，需要加大剂量才能维持原有疗效，称之为**耐受性**。

8. 多数药物的耐受性是逐渐产生的，但也有少数药物在短时间内应用几次后很快产生耐受，称之为**快速耐受性**。

9. 由一种药物诱发，而同时对其他多种结构和作用机制完全不同的药物产生交叉耐药，致使化疗失败，称为**多重耐药**。

10. 给药次数应根据**药物的消除速率、病情需要**而定。

11. 为保证药物吸收和药效发挥的一致性，需要用**生物等效性**作为比较的标准对药物制剂予以评价。

12. 口服制剂和注射剂两者中，**口服制剂**安全、方便、经济，临床应优先选择。

13. 药物依赖性是药物的生理反应，是由于反复用药所产生的一种适应状态，中断用药后可产生一种强烈的症状或损害，即为**戒断综合征**，表现为流涕、流泪、哈欠、腹痛、腹泻、周身疼痛等。

14. 口服给药为大多数药物最常用的给药方法。其优点为方便、经济，较注射给药相对安全，**无感染**发生。

15. 口服给药缺点为许多药物易受胃内容物影响而延缓或减少吸收，有些可发生**首过效应**，甚至有些药物根本不能吸收。另外口服不适合昏迷、不合作、呕吐、抽搐和急、重症患者。

16. 药物在注射部位通过肌肉内丰富的血管吸收入血，吸收较完全，生效迅速，其吸收的速率顺序为**水溶液>混悬液>油溶液**。

17. 使用肾上腺素抢救青霉素过敏性休克使用的注射给药方式为**皮下注射**。

18. 静脉注射或静脉滴注是指全部药物直接进入血液循环而迅速生效，适用于**急、重症患者**的治疗。但静脉给药对剂量、配伍禁忌和给药速度有较严格的规定。

19. 气雾性药物主要是通过**微小的液滴附着在支气管和细支气管黏膜**，发挥局部作用。

20. 各种给药途径产生效应由快到慢的顺序一般为**静脉注射 > 吸入给药 > 肌内注射 > 皮下注射** > 直肠给药 > 口服给药 > 贴皮给药。

21. 儿童体液占体重比例较大而对**水盐**的调节能力差。如高热时使用解热药引起出汗过多易造成脱水。此外还对利尿药特别敏感，易导致盐代谢紊乱。

22. 四环素类药物容易沉积于骨骼和牙齿，造成**骨骼发育障碍和牙齿黄染**，在儿童现已停用。

23. 虽然不同性别对多数药物的反应无明显差别，但女性在用药时应考虑"四期"对药物作用的反应，即月经期、妊娠期、**分娩期**和哺乳期。

24. 精神振奋和情绪激动时可影响**降压药、镇静催眠药**的效果。

25. 过度的精神振奋和情绪激动会诱发**心脑血管疾病**的发作。

26. 精神萎靡和情绪低落可影响**抗肿瘤药、抗菌药**的治疗效果，严重者甚至可引起机体内分泌失调，降低机体抵抗力，导致或加重疾病。

27. 临床新药试验研究常采用**安慰剂对照试验法**以

排除精神因素对药物效应的影响。

28. 对精神状态不佳、情绪低落的患者，在应用**氯丙嗪、利舍平、肾上腺皮质激素**及中枢抑制药时应慎重，防止患者精神抑郁，甚至自杀。

29. 营养不良的患者血浆蛋白含量下降，可使血中游离药物浓度增加，而引起**药物效应增加**。

30. 酸碱平衡失调主要影响**药物在体内的分布**。当呼吸性酸中毒时血液 pH 下降，可使血中苯巴比妥（弱酸性药）解离度减少，易于进入细胞内液。

31. **遗传基因的差异**是构成药物反应差异的决定因素。

32. 遗传因素的差异主要表现为**种属差异**、种族差异和个体差异。造成这些差异的因素既有先天因素，又有后天因素。

33. **不同种属动物之间（包括人类）**对同一药物的作用和药动学有很大差异，称之为种属差异。

34. 在人群中乙酰基转移酶分为两种类型，快乙酰化型和慢乙酰化型，中国人和日本人多为**快乙酰化型**，白种人多为**慢乙酰化型**。

35. 服用抗结核病药物异烟肼，在白种人易致多发性神经炎，而在黄种人易致**肝损害**。

36. 异喹胍的代谢酶 CYP2D6 慢代谢型发生率存在种族差异，白种人约为 7%，黄种人**不足 1%**。

37. 白种人应用吗啡后，呼吸抑制及血压降低等不良反应发生率远远**高于**中国人。

38. 中国人用吗啡发生恶心、呕吐等不良反应发生率**高于**白种人。

39. 有些个体对药物剂量反应非常敏感，即在低于常用量下药物作用表现很强烈，称之为**高敏性**。

40. 时辰因素指机体内生物节律变化对药物作用的影响。研究生物节律与药物作用之间关系的学科称为**时辰药理学**。

41. 生物体内的节律有多种，如昼夜节律、周节律、月节律、季节律、年节律等，其中以**日节律**对药物影响最重要，研究最多。

42. 时间药理学主要表现在时间 – 药物代谢、**时间 – 药物效应**、时间 – 毒理等方面。

43. 胃液 pH 在**上午 8 时左右**最高，在夜间最低，某些弱酸性或弱碱性药物的吸收量即受此影响。

44. 肾上腺皮质激素分泌高峰出现在清晨，血浆浓度在**上午 8 时**左右最高，而后逐渐下降，直至夜间零点左右达最低。

45. 青霉素皮试反应最重是在午夜，反应最轻是在**中午**。

46. 高蛋白饮食可使氨茶碱和安替比林代谢**加快**。

47. 菜花和圆白菜中吲哚类化合物和烤肉中的多环芳香烃类化合物均可使氨茶碱和安替比林代谢**加快**。

48. 饮酒时乙醇对多数中枢神经系统药物、血管扩张药、降血糖药等有增强药效作用，长期小量饮酒可使肝药酶活性**增强**。

49. 饮茶主要影响药物的**吸收**。

历年考题

【A 型题】1. 下列给药途径中，产生效应最快的是（　　）

　　A. 口服给药

　　B. 经皮给药

　　C. 吸入给药

　　D. 肌内注射

　　E. 皮下注射

【考点提示】C。各种给药途径产生效应由快到慢的顺序一般为：静脉注射 > 吸入给药 > 肌内注射 > 皮下注射＞直肠给药＞口服给药＞贴皮给药。

【A 型题】2. 结核病人可根据其对异烟肼乙酰化代谢速度的快慢分为异烟肼慢代谢者和快代谢者。异烟肼慢代谢者服用相同剂量异烟肼，其血药浓度比快代谢者高，药物蓄积而导致体内维生素 B_6 缺乏，而异烟肼快代谢者则易发生药物性肝炎甚至肝坏死。白种人多为异烟肼慢代谢者，而黄种人多为异烟肼快代谢者。据此，对不同种族服用异烟肼出现不同不良反应的分析，正确的是（　　）

    A. 异烟肼对白种人和黄种人均易引起肝损害

    B. 异烟肼对白种人和黄种人均易诱发神经炎

    C. 异烟肼对白种人易引起肝损害，对黄种人易诱发神经炎

    D. 异烟肼对白种人和黄种人均不易诱发神经炎和引起肝损害

    E. 异烟肼对白种人易诱发神经炎，对黄种人易引起肝损害

【考点提示】E。许多药物代谢酶的遗传多态性反映在种族之间。服用抗结核药物异烟肼，在白种人易致多发性神经炎，而在黄种人易致肝损害。

【A 型题】3. 对于半衰期长的药物，要迅速达到稳态血液浓度可采用的给药方法是（　　）

    A. 等剂量等间隔给药　　　B. 首次给药剂量加倍

    C. 恒速静脉滴注　　　　　D. 增加给药频率

    E. 隔日给药

【考点提示】C。恒速静脉滴注使血药浓度平稳维持在有效治疗浓度，则更有效地发挥杀菌作用。但对于半衰期较长的药物，血药浓度达到稳态水平时间过长，有时可能延误治疗。因此，对安全性较高的药物临床上可采取首次给予负荷剂量的方法，使血药浓度迅速达到有效治疗浓度。

【A 型题】4. 用硫酸镁缓解子痫惊厥时，给药途径应当是（　　）

    A. 口服　　　　　　　　　B. 静脉注射

    C. 外用热敷　　　　　　　D. 皮下注射

    E. 直肠给药

【考点提示】B。硫酸镁，肌内或静脉注射时，可以产生镇静、解痉和降低血压的作用；而口服则产生导泻作用。

【B 型题】(5~7 题共用题干)

A. 机体连续多次用药后，其反应性降低，需加大剂量才能维持原有疗效的现象

B. 反复使用具有依赖性特征的药物，产生一种适应状态，中断用药后产生的一系列强烈的症状或损害

C. 病原微生物对抗菌药的敏感性降低甚至消失的现象

D. 连续用药后，可使机体对药物产生生理/心理的需求

E. 长期使用拮抗药造成受体数量或敏感性提高的现象

5. 戒断综合征是(　　)

6. 耐受性是(　　)

7. 耐药性是(　　)

【考点提示】B、A、C。药物依赖性是药物的生理反应，是由于反复用药所产生的一种适应状态，中断用药后可产生一种强烈的症状或损害，即为戒断综合征，表现为流涕、流泪、哈欠、腹痛、腹泻、周身疼痛等。多数情况下，患者需要在一定时间内连续用药才能治愈疾病。有的药物机体连续多次应用后，其反应性会逐渐

降低，需要加大剂量才能维持原有疗效，称之为耐受性。各种抗菌药物广泛应用，病原微生物为了生存，可加强自身防御能力，甚至适应抗菌药物，从而对抗抗菌药物的作用，这是微生物的一种天然抗生现象。病原微生物对抗菌药物的敏感性降低，甚至消失，称耐药性或抗药性。

【B型题】（8~9题共用选项）

    A. 镇静、抗惊厥   B. 预防心绞痛

    C. 抗心律失常   D. 阻滞麻醉

    E. 导泻

8 静脉滴注硫酸镁可用于（   ）

9. 口服硫酸镁可用于（   ）

【考点提示】A、E。给药途径不同，药物的作用也不同。如硫酸镁，肌内或静脉注射时，可以产生镇静、解痉和降低血压的作用；而口服则产生导泻作用。

【B型题】（10~11题共用选项）

    A. 直肠给药   B. 舌下给药

    C. 呼吸道给药   D. 经皮给药

    E. 口服给药

10. 可发挥局部或全身作用，又可部分减少首过效应的给药途径是(　　)

11. 气体、易挥发的药物或气雾剂的适宜给药途径是(　　)

【考点提示】A、C。局部作用栓剂：局部作用的栓剂药物通常不需要吸收，将栓剂置入直肠或乙状结肠内，药物与直肠或结肠黏膜密切接触，并在病灶维持较高的药物浓度，可以起到滑润、收敛、抗菌消炎、杀虫、止痒、局麻等作用。全身作用栓剂：栓剂作用于全身的主要途径是直肠栓，通过与直肠黏膜接触发挥镇痛、镇静、兴奋、扩张支气管和血管、抗菌等作用，如吗啡栓、苯巴比妥钠栓等。气雾剂系指原料药物或原料药和附加剂与适宜的抛射剂共同装封于具有特制阀门系统的耐压容器中，使用时借助抛射剂的压力将内容物呈雾状喷出，用于肺部吸入或直接喷至腔道黏膜、皮肤的制剂。

【B 型题】(12～13 题共用选项)

A. 药物因素　　　　　　　B. 精神因素

C. 疾病因素　　　　　　　D. 遗传因素

E. 时辰因素

影响药效作用的因素包括药物因素和机体因素，在机体因素中，有生理因素、精神因素、疾病因素、遗传因素、时辰因素等，直接或间接影响药物疗效和不良反应。

12. CYP2C19 弱代谢型人服用奥美拉唑不良反应发生率高，产生这种现象的原因属于(　　)

13. 肾功能不全患者使用阿米卡星须减量慎用，这种影响药物作用的因素是(　　)

【考点提示】D、C。药物代谢酶的遗传多态性是致药物在体内过程表现出个体差异的重要原因之一。人群对药物的代谢表现为弱代谢型和强代谢型，两者对药物的药动学差异很大。例如 CYP2C19 弱代谢型人，服用美芬妥因、奥美拉唑后，其血药浓度显著高于强代谢型的人，故易产生不良反应。肾功能不全时，往往内源性有机酸类物质蓄积，也能干扰弱酸类药物经肾排泄。对主要经肾脏消除的药物如氨基糖苷类、头孢唑林等药物的 $t_{1/2}$ 延长，应用时需减量，有严重肾病者应禁用此类药物。

【X 型题】14. 药物的物理化学因素和患者的生理因素均影响药物吸收，属于影响药物吸收的物理化学因素

有( )

    A. 溶出速度

    B. 脂溶性

    C. 胃排空速率

    D. 在胃肠道中的稳定性

    E. 解离度

【考点提示】ABDE。影响药物吸收的理化因素是：脂溶性和解离度；溶出速度；在胃肠道中的稳定性。

第五节　药物相互作用

必背采分点

1. 临床上经常采用联合用药，联合用药的意义是：①**提高药物的疗效**；②减少或降低药物不良反应；③延缓机体耐受性或病原体产生耐药性，缩短疗程，从而提高药物治疗作用。

2. 药物在胃肠道吸收时相互影响的因素有：pH 的影响、**离子的作用**、胃肠运动的影响、肠吸收功能的影响、间接作用。

3. 药物在胃肠道的吸收主要通过被动扩散的方式，药物的**脂溶性**是决定这一被动扩散过程的重要因素。

4. 影响药物分布的方式可表现为**相互竞争血浆蛋白结合部位**，改变游离型药物的比例；或者改变药物在某些组织的分布量，从而影响它的消除。

5. 药物被吸收入血后，有一部分与血浆白蛋白发生可逆性结合，称结合型，另一部分为游离型。结合型药物有以下特性：①不呈现药理活性；②**不能通过血－脑屏障**；③不被肝脏代谢灭活；④不被肾排泄。

6. 只有**游离型药物**才能起药物作用。药物的血浆蛋白结合率各不相同。

7. 阿司匹林增加甲氨蝶呤的**肝脏毒性**。

8. 保泰松对华法林的蛋白置换作用使后者延长凝血酶原时间的作用明显加强，可引起**出血**。

9. 水合氯醛使华法林的抗凝血作用**加强**。

10. 磺胺药使甲苯磺丁脲的降血糖作用加强，引起**低血糖**。

11. 肝微粒体酶的活性高低直接影响到许多药物的代谢，其作用形式有两种，分别为**酶的诱导和酶的抑制**。

12. 药物从肾脏排泄可通过三种途径：肾小球滤过、**肾小管分泌**、肾小管重吸收。

13. 高效利尿药呋塞米和依他尼酸（利尿酸）均能妨碍尿酸的排泄，造成尿酸在体内的积聚，引起**痛风**。

14. 肾小管重吸收可分为被动重吸收和主动重吸收，

主要是**被动重吸收**。

15. 大多数药物为有机弱电解质，在肾小管滤液中解离型与非解离型同时存在，非解离型的脂溶性较高，故易被肾小管重吸收，解离型的脂溶性低，不易透过肾小管上皮而难被重吸收。这两型的比例取决于药物的酸碱性及**肾小管滤液的 pH**。

16. 当滤液为酸性时，酸性药物大部分不解离而呈脂溶性状态，**易被肾小管重吸收**。

17. 药效学相互作用是指联合用药后，发生药物效应变化。有两种情况：一是联合用药后出现**药效增强，或不良反应减轻**，这是联合用药的目的；二是联合用药后出现药效减弱或不良反应增强，对治疗不利，应该尽量避免之。

18. 药效学相互作用有**协同作用和拮抗作用**。

19. 药物的协同作用指两药同时或先后使用，可使原有的药效增强，包括**相加作用**、增强作用和增敏作用。

20. 若两药合用的效应是两药分别作用的代数和，称其为**相加作用**。

21. 磺胺甲噁唑与甲氧苄啶合用（SMZ + TMP），其抗菌作用**增加 10 倍**，由抑菌变成杀菌。

22. **增敏作用**指某药可使组织或受体对另一药的敏

感性增强。

23. 药物效应的拮抗作用是指两种或两种以上药物作用相反，或发生竞争性或生理性拮抗作用，表现为联合用药时的效果小于单用效果之和；或**一种药物部分或全部拮抗另一种药物的作用**，合用时引起药效降低；或两种药物的生理或药理作用相反。

历年考题

【A 型题】1. 环戊噻嗪、氢氧噻嗪、呋塞米、氯噻嗪的效价强度和效能见下图，对这四种利尿剂的效价强度和效能说法正确的是（　　）

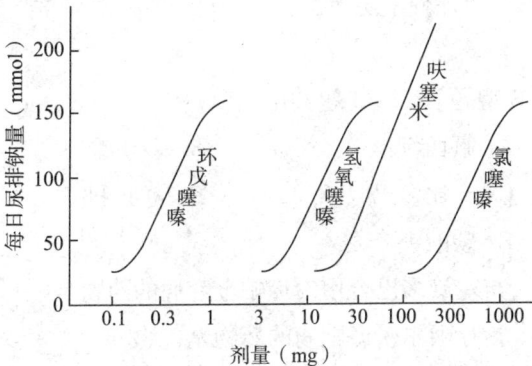

A. 效能最强的是呋塞米

B. 效价强度最小的是呋塞米

C. 效价强度最大的是氯噻嗪

D. 氢氧噻嗪效能大于环戊噻嗪，小于氯噻嗪

E. 环戊噻嗪、氢氧噻嗪和氯噻嗪的效价强度都相同

【考点提示】A。效能与效价强度反映药物的不同性质，二者具有不同的临床意义，常用于评价同类药物中不同品种的作用特点。例如利尿剂以每日排尿量为效应指标进行比较，环戊噻嗪的效价强度约为氢氧噻嗪的30倍（见图），但二者效能相同，而二者无论剂量如何增加，都不能达到呋塞米所产生的效能（利尿效果）。在临床选择药物及确定剂量时须区别效能和效价强度，不加区分只讲某药较另一药作用强，容易引起误解，尤其在新药的评价中要注意。

【B型题】（2～3题共用选项）

A. 氟西汀　　　　　B. 多奈哌齐

C. 卡比多巴　　　　D. 舒必利

E. 碳酸锂

2. 与左旋多巴合用治疗帕金森病的药物是（　　）

3. 治疗阿尔茨海默病的药物是（　　）

【考点提示】C、B。卡比多巴是较强的外周多巴脱羧酶抑制剂。不易透过血脑屏障，与左旋多巴合用时，仅抑制外周多巴脱羧酶的活性，减少多巴胺在外

周组织的生成，减轻其外周不良反应，进而使进入中枢的左旋多巴增多，提高脑内多巴胺的浓度，增强左旋多巴的疗效，所以是左旋多巴的重要辅助用药。盐酸多奈哌齐是一种长效的阿尔茨海默病（AD）的对症治疗药。

【B 型题】（4～6 题共用选项）

 A. 吲哚美辛   B. 塞来昔布

 C. 哌替啶   D. 纳洛酮

 E. 喷他佐辛

4. 阿片受体拮抗药是（ ）

5. 阿片受体的部分激动药是（ ）

6. μ 受体的激动药是（ ）

【考点提示】D、E、C。纳洛酮为阿片受体拮抗药。喷他佐辛是阿片受体的部分激动药。哌替啶为人工合成的阿片受体激动剂，属于苯基哌啶衍生物，是一种临床应用的合成镇痛药，为白色结晶性粉末，味微苦，无臭，其作用和机理与吗啡相似。

【X 型题】7. 药物的协同作用包括（ ）

 A. 增敏作用   B. 脱敏作用

 C. 增强作用   D. 相加作用

E. 拮抗作用

【考点提示】ACD。药物的协同作用指两药同时或先后使用，可使原有的药效增强，称为协同作用，其包括相加作用、增强作用和增敏作用。

第八章 药品不良反应与药物滥用监控

第一节 药品不良反应的定义和分类

必背采分点

1. 凡是不符合用药目的并给患者带来不适或痛苦的反应统称为**药品不良反应**。

2. A 型不良反应指由于**药物的药理作用增强**而引起的不良反应。其程度轻重与用药剂量有关，一般容易预测，发生率较高而死亡率较低。

3. B 型不良反应指与药物常规药理作用**无关的异常反应**。通常难以预测在具体患者身上是否会出现，一般与用药剂量无关，发生率较低但死亡率较高。

4. B 类反应又分为遗传药理学不良反应和**药物变态反应**。

5. 遗传药理学不良反应又称**特异质反应**，专指由于基因遗传原因而造成的药物不良代谢，是遗传药理学的重要内容。

6. C 型不良反应指<u>与药品本身药理作用无关的异常反应</u>。

7. A 类反应为扩大反应；B 类反应为过度反应或微生物反应；C 类反应为化学反应；D 类反应为给药反应；E 类反应为撤药反应；F 类反应为<u>家族性反应</u>；G 类反应为基因毒性反应；H 类反应为过敏反应；U 类反应为未分类反应。

8. 毒性反应可以是药理学毒性、病理学毒性和<u>基因毒性</u>。

9. 巴比妥类药物过量引起的中枢神经系统过度抑制是<u>药理学毒性</u>引起的。

10. 对乙酰氨基酚引起的肝脏损害是由<u>病理学毒性</u>导致的。

11. 氮芥的细胞毒性作用引起的机体损伤是<u>基因毒性</u>所致。

12. 氨基糖苷类抗生素链霉素、庆大霉素等具有<u>耳毒性</u>。

13. 毒性反应可因剂量过大立即发生，称为<u>急性毒性反应</u>，多损害循环、呼吸和神经等系统功能。

14. 因用药时间过长，体内慢慢蓄积后逐渐产生，称为<u>慢性毒性反应</u>，多损害肝、肾、骨髓、内分泌等功能。

15. 每种药物都可出现其特定的中毒症状。通常药物的毒性反应是**可预期的**。

16. 药品不良反应发生的原因中，药物方面的因素有药物作用的选择性、**药理作用延伸**、药物的附加剂、药物的剂量与剂型、药物的质量、用药时间。

17. 药品不良反应发生的原因中，机体方面的因素有**种族差别**、性别、年龄、个体差异、用药者的病理状况、其他。

18. 一般来说，对于药品的不良反应，女性较男性更为敏感，当然也有的不良反应男性发生率高于女性，如**药物性皮炎**等。

19. 已经证实或高度怀疑有致畸作用的药物有：**雄激素类、白消安、苯丁酸氮芥**、秋水仙碱、环磷酰胺、己烯雌酚、异维 A 酸、巯嘌呤、甲氨蝶呤、苯妥英钠、孕酮类、沙利度胺及丙戊酸钠等。

20. 继发性反应是由于药物的治疗作用所引起的不良后果，又称**治疗矛盾**。

21. 人的肠道有许多寄生菌，这些菌群之间可相互制约，维持着平衡的共生状态。若长期应用广谱抗生素如四环素，由于许多敏感的菌株被抑制，而使肠道内菌群间的相对平衡状态遭到破坏，以至于一些不敏感的细菌如耐药性的葡萄球菌大量繁殖，则可引起葡萄球菌伪膜性肠炎；或使白色念珠菌等真菌大量繁殖，引起白色念珠菌等的继发性感染，此称**二重感染**。

22. 鉴于传统分类方法的局限性，最近提出了对药品不良反应新的分类方法，并根据不同反应的英文名称第一个字母进行排序。新分类法包括了原来无法归类的给药方法和赋形剂的继发反应，共**有 A～H 和 U**九类。

23. **信号**是指一种药品和某一不良事件之间可能存在的因果关联性的报告信息，这种关联性应是此前未知的或尚未证实的。

24. 药物依赖性是反复地（周期性或连续性）用药所引起的人体心理上或生理上或两者兼有的对药物的依赖状态，表现出一种强迫性的**要连续或定期**用药的行为和其他反应。

25. 停药反应是指长期服用某些药物，机体对这些药物产生了适应性，若突然停药或减量过快易使机体的调节功能失调而发生功能紊乱，导致病情加重或临床症状上的一系列反跳回升现象，又称**反跳反应**。

26. 致癌、致畸和致突变属于药物的特殊毒性，三者合称"**三致**"反应，均为药物或遗传物质在细胞的表达发生相互作用的结果。

27. 用于测试药物是否有致癌作用的实验方法有**长**

期体内试验和短期体外试验。

28. 短期体外试验包括四种试验方法：一是将受试药物经体内或体外代谢后，测试代谢产物和 DNA 共价结合的能力；二是检查受试药物对染色体的损伤能力；三是**突变试验**；四是哺乳动物细胞培养观察肿瘤生成。

29. 有胚胎毒性的药物引起的胎儿异常有的可能是**可逆的**。

30. **妊娠第 3~8 周**内胎儿开始发育，有丝分裂处于活跃阶段，胚胎发育分化很快，较易受药物的影响引起畸胎。

历年考题

【A 型题】1. 依据新分类方法，药品不良反应按不同反应的英文名称首字母分为 A~H 和 U 九类。其中 A 类不良反应是指（　　）

 A. 促进微生物生长引起的不良反应

 B. 家庭遗传缺陷引起的不良反应

 C. 取决于药物或赋形剂化学性质引起的不良反应

 D. 特定给药方式引起的不良反应

 E. 药物对人体呈剂量相关的不良反应

【考点提示】E。A 类反应是药物对人体呈剂量相关的反应，它可根据药物或赋形剂的药理学和作用模式来预知。这些反应仅在人体接受该制剂时发生，停药或剂量减少时则可部分或完全改善。A类反应是不良反应中最常见的类型，常由各种药动学和药效学因素决定。

【A型题】2. 应用地西泮催眠，次晨出现的乏力、困倦等反应属于(　　)

  A. 变态反应   B. 特异质反应

  C. 毒性反应   D. 副反应

  E. 后遗效应

【考点提示】E。后遗效应是指在停药后血药浓度已降低至最低有效浓度以下时仍残存的药理效应。后遗效应可为短暂的或是持久的。如服用苯二氮䓬类镇静催眠药物后，在次晨仍有乏力、困倦等"宿醉"现象；长期应用肾上腺皮质激素，可引起肾上腺皮质萎缩，一旦停药，肾上腺皮质功能低下，数月难以恢复。

【A型题】3. 患者肝中维生素 K 环氧化物还原酶发生变异，与香豆素类药物的亲和力降低，需要 5 ~ 20 倍常规剂量的香豆素类药物才能起到抗凝作用，这种个体差异属于(　　)

  A. 高敏性   B. 低敏性

  C. 变态反应   D. 增敏反应

E. 脱敏作用

【考点提示】B。有些个体需使用高于常用量的剂量方能出现药物效应，称此为低敏性。患者肝中维生素 K 环氧化物还原酶发生变异，与香豆素的亲和力降低而产生耐受性，需要 5~20 倍常规剂量的香豆素类药物才能起到抗凝血作用。

【A 型题】4. 不同企业生产一种药物不同制剂，处方和生产工艺可能不同，欲评价不同制剂间机收速度和程度是否相同，应采用的评价方法是( )

A. 生物等效性试验

B. 微生物限度检查法

C. 血浆蛋白结合率测定法

D. 平均滞留时间比较法

E. 制剂稳定性实验

【考点提示】A。不同厂家生产的同种药物制剂由于制剂工艺不同，药物吸收情况和药效情况也有差别。因此，为保证药物吸收和药效发挥的一致性，需要用生物等效性作为比较的标准对尚无药物制剂予以评价。

【B 型题】(5~7 题共用选项)

A. 过敏反应　　　　　　B. 首剂效应

　　C. 副作用　　　　　　　　D. 后遗效应

　　E. 特异质反应

　　5. 患者在初次服用哌唑嗪时，由于机体对药物作用尚未适应而引起不可耐受的强烈反应，该不良反应是(　　)

　　6. 服用地西泮催眠次晨出现乏力、倦怠等"宿醉"现象，该不良反应是(　　)

　　7. 服用阿托品治疗胃肠绞痛出现口干等症状，该不良反应是(　　)

　　【考点提示】B、D、C。首剂效应是指一些患者在初服某种药物时，由于机体对药物作用尚未适应而引起不可耐受的强烈反应。例如哌唑嗪按常规剂量开始治疗常可致血压骤降。后遗效应是指在停药后血药浓度已降低至最低有效浓度以下时仍残存的药理效应。后遗效应可为短暂的或是持久的。如服用苯二氮䓬类镇静催眠药物后，在次晨仍有乏力、困倦等"宿醉"现象。副作用是指在药物按正常用法用量使用时，出现的与治疗目的无关的不适反应。副作用是药物固有的药理作用所产生的，由于药物的选择性低、作用广泛引起的，副作用一般反应较轻微，多数可以恢复。例如阿托品用于解除胃肠痉挛时，会引起口干、心悸、便秘等副作用。

【B 型题】（8～11 题共用选项）

A. 副作用 B. 毒性反应

C. 变态反应 D. 后遗效应

E. 特异质反应

8. 药物在治疗量时引起的与治疗目的无关的不适反应是（ ）

9. 药物剂量过大或体内蓄积过多时发生的危害机体的反应是（ ）

10. 药物引起的与免疫反应有关的生理功能障碍或组织损伤是（ ）

11. 药物引起的与遗传异常有关的不良反应是（ ）

【考点提示】A、B、C、E。副作用是指在药物按正常用法用量使用时，出现的与治疗目的无关的不适反应。副作用是药物固有的药理作用所产生的，由于药物的选择性低、作用广泛引起的，副作用一般反应较轻微，多数可以恢复。毒性作用是指在药物剂量过大或体内蓄积过多时发生的危害机体的反应，一般较为严重。毒性反应可以是药理学毒性、病理学毒性和基因毒性。变态反应是指机体受药物刺激所发生异常的免疫反应，引起机体生理功能障碍或组织损伤，又称为过敏反应，某些药物如抗生素、磺胺类、碘、阿司匹林等低分子化学物质，具有半抗原性质，能与高分子载体蛋白结合成完全抗原。特异质反应也称特异性反应，是因先天性遗传异常，少数患者用药后发生与药物本身药理作用无关的有害反应。该反应和遗传有关，与药理作用无关。大多是由于机体缺乏某种酶，药物在体内代谢受阻所致。

【B型题】（12~15题共用选项）

A. 伪膜性肠炎　　　　　B. 耳毒性

C. 牙釉质发育障碍　　　D. 肌腱炎

E. 再生障碍性贫血

12. 喹诺酮类引起的不良反应是(　　)

13. 氯霉素引起的不良反应是(　　)

14. 氨基糖苷类引起的不良反应是(　　)

15. 四环素类引起的不良反应是(　　)

【考点提示】D、E、B、A。喹诺酮类抗菌药的不良反应：消化道反应；神经系统反应；变态反应；光敏反应和光毒性反应；对心脏病患者的反应；肌肉、骨骼系统反应：可致患者关节病变、肌腱炎或肌腱断裂等；肝损害。氯霉素最严重的不良反应有：①与剂量有关的可逆性骨髓抑制；②与剂量无关的骨髓毒性反应：常表现为严重的、不可逆性再生障碍性贫血。氨基糖苷类的不良反应：耳毒性；肾毒性；神经肌肉阻断；变态反应。

四环素类的不良反应：消化道反应；二重感染，正常人的口腔、鼻咽、肠道等处有微生物寄生，菌群间维持平衡的共生状态，广谱抗生素的长期使用，会出现二重感染；以肠道菌感染最为常见，特别是四环素类的难辨梭状杆菌引起的伪膜性肠炎，严重时可危及生命；多发生在用药后20日内，易发生在儿童、老人或体弱多病者。影响牙齿和骨骼发育，主要发生在胎儿和婴幼儿；四环素类能与新形成的骨、牙中的钙结合，引起牙釉质发育障碍和变黄，使牙呈黄棕色或深灰色，年龄愈小愈易受累。另外还有肝毒性、光敏反应、肾毒性、前庭反应等。

【B型题】（16～17题共用选项）

    A. 呋塞米   B. 氢氯噻嗪

    C. 螺内酯   D. 乙酰唑胺

    E. 甘露醇

16. 可引起耳毒性的药物是（   ）

17. 可引起血清胆固醇和低密度脂蛋白增高的药物是（   ）

【考点提示】A、B。服用呋塞米血药浓度超过50μg/mL时，会引起眼、耳中毒反应，如青光眼、眩晕、失聪，有时是不可逆的。高血钙和胎儿体内形成结

石也有报道。呋塞米也可能引起过敏性休克。噻嗪类利
尿药不良反应：电解质紊乱；高尿酸血症；代谢变化，
因其抑制胰岛素的分泌以及减少组织利用葡萄糖，可导
致高血糖，并增加血清胆固醇和低密度脂蛋白，因此糖
尿病、高脂血症患者慎用；其他，偶致过敏性皮疹、皮
炎、粒细胞及血小板减少等。

第二节　药品不良反应因果关系
评定依据及评定方法

必背采分点

1. 报告药品不良反应，应对不良反应发生的**因果关**
系进行分析研究，以确定其发生是否由所用药品引起，
或由疾病变化、药物使用不当等其他因素引起。

2. 药品不良反应因果关系评定依据有时间相关性、
文献合理性、**撤药结果**、再次用药结果、影响因素甄别。

3. 我国药品不良反应监测中心所采用的 ADR 因果
关系评价将关联性评价分为肯定、很可能、可能、**可能**
无关、待评价、无法评价 6 级标准。

4. 药品不良反应的因果关系等级评分标准中，**很可**
能是指无重复用药史，余同"肯定"，或虽然有合并用

药，但基本可排除合并用药导致反应发生的可能性。

5. 药品不良反应的因果关系等级评分标准中，**可能无关**是指 ADR 与用药时间相关性不密切，反应表现与已知该药 ADR 不相吻合，原患疾病发展同样可能有类似的临床表现。

6. 宏观评价又称数据集中后评价，即收到一批同类报表后，经系统研究和分析后统一评价，可产生药物警戒信号、采取措施等。一般分为三期，即信号出现期、信号加强期、**信号评价期**。

第三节　药物警戒

必背采分点

1. 报告药品不良反应，应对不良反应发生的**因果关系**进行分析研究，以确定其发生是否由所用药品引起，或由疾病变化、药物使用不当等其他因素引起。

2. 药物警戒的主要工作内容包括：①早期发现未知药品的不良反应及其相互作用；②**发现已知药品的不良反应的增长趋势**；③分析药品不良反应的风险因素和可能的机制；④对风险效益评价进行定量分析，发布相关信息，促进药品监督管理和指导临床用药。

3. 药物警戒的目的包括：①**评估药物的危害、有效及风险，以促进其安全、合理及有效地应用**。②防范与用药相关的安全问题，提高患者在用药、治疗及辅助医疗方面的安全性。③教育、告知患者药物相关的安全问题，增进涉及用药的公众健康与安全。

4. 药物警戒的最终目标为**合理、安全地使用药品**；对已上市药品进行风险效益评价和交流；对患者进行培训、教育，并及时反馈相关信息。

5. 药物警戒与药品不良反应的区别主要在于：药物警戒不等于药品不良反应监测；**药物警戒与药品不良反应监测的工作本质不同**。

6. 药品不良反应监测工作集中在药物不良信息的收集、分析与监测等方面，是一种**相对被动**的手段。

7. 药物警戒则是**积极主动**地开展药物安全性相关的各项评价工作。

历年考题

【A 型题】药物警戒与不良反应检测共同关注（　　）

　　A. 药品与食物不良相互作用

　　B. 药物误用

　　C. 药物滥用

D. 合格药品的不良反应

E. 药品用于无充分科学依据并未经核准的适应证

【考点提示】D。药物警戒不仅涉及药物的不良反应，还涉及与药物相关的其他问题。药物的不良反应就是指合格药品的不良反应。

第四节 药源性疾病

必背采分点

1. 药源性疾病是医源性疾病的主要组成部分，是由**药品不良反应发生程度较严重**或持续时间过长引起的。

2. 药源性疾病不仅包括药物在正常用法、用量情况下所产生的不良反应，还包括由于超量、误服、错用及不正常使用药物而引起的疾病，一般不包括**药物过量导致的急性中毒**。

3. 按量－效关系分类是指根据药理学和毒理学的量－效关系概念进行分类，同时考虑药物对机体的影响和机体对药物的处置过程，将药源性疾病分为：量－效关系密切型（A 型）、量－效关系不密切型（B 型）、长期用药致病型和**药物后效应型**。

4. 可将药源性疾病按给药剂量及用药方法分为：与

剂量有关的反应、与剂量无关的反应、**与用药方法有关**
的反应。

5. 与剂量无关的反应一般难以预测和逆转，包括过
敏反应、**免疫反应**和药物遗传学的影响。

6. 药源性疾病按药理作用及致病机制分为四种类
型：**由药物的药理作用增强或毒副作用所致的药源性疾**
病；与正常药理作用完全无关，主要由药物的异常性及
患者的异常性所致的意外特异性药源性疾病；由药物相
互作用所致的药源性疾病；由药物的杂质、异常性及污
染所致的药源性疾病。

7. 诱发药源性疾病的因素有不合理用药和**机体易感**
因素。

8. 临床上不合理用药引起药源性疾病的主要因素可
概括为：①**不了解患者的用药史，可引起变态反应或其**
他不良反应。②联合用药时，忽视药物间的相互作用。
③不注意患者原有疾病及机体重要脏器的病理基础，给
予对重要脏器有损害的药物，加剧原有疾病的恶变，造
成药源性疾病。④无明确治疗目的的用药，不了解药物
的药理特点。⑤患者未经医师许可擅自用药，加大剂量
或和多种药物同时应用。⑥用药时间过长，剂量偏大，
因药物蓄积致药物中毒。⑦对老年患者、体弱患者或幼
儿未做适当的剂量调整致药物过量或中毒。⑧由于经济

利益驱使，处方者用药面较少或过杂，未能考虑用药者利益。

9. 许多药物在肝脏代谢过程中，第二相反应必须经过乙酰化作用，药物代谢中乙酰化状态与药物的**肝毒性**密切相关。

10. 体内进行乙酰化代谢有两种快速型（又分快速型和中间型）和缓慢型，以上三型分别约占人群的22%、56%和22%。缓慢型乙酰化代谢异常易发生**药物慢性蓄积中毒反应**。

11. 我国缺乏 G－6－PD（葡糖糖－6－磷酸脱氢酶）人群的分布很广。当有此种缺陷者应用氧化性药物后，极易引起**药源性氧化性溶血性贫血**。

12. 保泰松和氯霉素易引起**粒细胞缺乏症**，女性发病率比男性高3倍。

13. 氯霉素可引起**再生障碍性贫血**，女性比男性高2倍。

14. 咪唑类驱虫药易引起**脑炎**，女性比男性高9倍。

15. 药源性肾病的主要临床类型有急性肾衰竭、急性过敏性间质性肾炎和肾乳头坏死、肾病综合征等，大多数肾损害为**功能性损害**。

16. 非甾体抗炎药抑制前列腺素的合成，减弱对肾血管的扩张作用而引起肾功能不全，多发生于肾功能主要依赖**肾前列腺素合成增加**的患者。

17. 急性过敏性间质性肾炎的组织学表现主要为间质弥漫性单核细胞、嗜酸粒细胞浸润、肾小管损害和**间质水肿**。

18. 急性过敏性间质性肾炎发生机制可能是药物分子引起IV型变态反应或 IgE 介导的变态反应，多与**药物剂量**无关。

19. 氨基糖苷类抗生素的肾毒性强弱顺序依次为庆大霉素 **>妥布霉素 >**卡那霉素。

20. 能引起药源性肝疾病的药物有四环素类、他汀类、抗肿瘤药等，复方制剂如磺胺甲噁唑 – 甲氧苄啶、阿莫西林 – 克拉维酸、异烟肼 – 利福平的肝毒性比单个药严重，其原因为其中一种药物能诱导**CYP450**，增加另一种药物的毒性代谢产物生成。

21. 血管神经性水肿、血管紧张素转换酶抑制药可引起**迟发性血管性水肿**，通常发生于治疗的最初数小时或治疗后一周，也可发生于治疗数月后甚至一年，引起这些反应的药物有卡托普利、依那普利、赖诺普利、喹那普利和雷米普利等。

22. 氨基糖苷类抗生素、非甾体抗炎药、高效利尿药、抗疟药和抗肿瘤药等皆有潜在的**耳毒性**。

23. 氨基糖苷类抗生素的耳毒性与其在体液中的浓

度有关，危险因素主要有：①用药时间过长；②药物累积；③每日用药量的多少；④血药峰、谷浓度；⑤**合用利尿药**；⑥所用氨基糖苷类抗生素的种类。

24. 实验证明，部分氨基糖苷类抗生素对前庭毛细胞破坏的严重度依次为：**新霉素 > 庆大霉素 > 二氢链霉素 > 阿米卡星 > 大观霉素**。

历年考题

【A 型题】1. 药源性疾病是因药品不良反应发生程度较严重，持续时间过长引起，下列关于药源性疾病的防治，不恰当的是(　　)

A. 根据病情的药物适应证，正确使用

B. 根据对象个体差异，建立合理给药方案

C. 监督患者用药行为，及时调整给药方案和处理不良反应

D. 慎重使用新药，实行个体化给药

E. 尽量联合用药

【考点提示】E。临床上不合理用药引起药源性疾病的因素包括联合用药时，忽视药物间的相互作用。

【X 型题】2. 引起药源性心血管系统损害的药物是(　　)

A. 地高辛   B. 胺碘酮

C. 新斯的明   D. 奎宁丁

E. 利多卡因

【考点提示】ABCDE。有些药物可引起心血管系统的损害，如能引起心律失常的药物有强心苷、胺碘酮、普鲁卡因胺、钾盐等，肾上腺素可引起室性期前收缩，新斯的明可引起心动过缓、血压下降或休克，肼屈嗪可引起窦性心动过速或心绞痛。其他药物如麻黄碱、多巴胺、去氧肾上腺素、苯丙胺、酚妥拉明、异丙肾上腺素等均可引起心动过速。还有些药物可引起尖端扭转性室性心动过速，如奎尼丁、利多卡因、美心律、恩卡因、氟卡胺、胺碘酮、安博律定、溴苄胺、硝苯地平、洋地黄类、异丙肾上腺素、氯丙嗪、异丙嗪、阿米替林及一些新型的 H_1 受体阻断药，例如阿司咪唑等。

第五节　药物流行病学在药品
不良反应监测中的作用

必背采分点

1. 从 1984 年首次提出药物流行病学至今，其中两个定义比较有代表性：一是"药物流行病学就是应用流行病学的知识、方法和推理研究药物在人群中的效应（疗效和不良反应）及其利用"（Porta 和 Hartzema，1987）；二是"**药物流行病学是研究人群中与药物有关的事件的分布及其决定因素，以进行有效的药物治疗**"（Last，1988）。

2. 药物流行病学的目的是描述、解释、验证和控制一定时间、空间与人群中，某种药物的使用情况和效应分布及其决定因素，并据此制定相应对策，以达到**合理用药、降低疾病发生率**的目的。

3. 一种新药上市前必须经过**新药临床前研究**和临床研究两个阶段，这是新药通过审批所必需的。

4. 我国现行的临床试验方法与要求和国际上通行的基本一致，共分为**Ⅰ、Ⅱ、Ⅲ、Ⅳ四期**。

5. 临床试验分期中，**Ⅲ、Ⅳ期临床试验**尤其需要药物流行病学专家合作，因为药物流行病学专家对临床试验的设计、分析试验资料、控制混杂因素、解释可能的副作用等均有丰富的经验。

6. 1981 年，世界卫生组织设立了基本药物行动委员会，并于**1987 年**出版了《基本药物目录》。

7. 我国于 1981 年和 1996 年两次遴选并出版了《国家基本药物目录》。1996 年后，根据临床需要，每**2 年**

对国家基本药物目录进行一次调整。

8. 药物流行病学的研究方法主要有描述性研究、分析性研究和**实验性研究**。

9. **描述性研究**是药物流行病学研究的起点。它通过描述与药物有关的事件在人群、时间和地区的频率分布特征和变动趋势，提供药物相关事件发生和变动原因的线索，为进一步的分析性研究打下基础。

10. 描述性研究包括病例报告、**生态学研究**和横断面调查。

11. **生态学研究**是指在药品不良反应调查中，描述某种疾病和具有某些特征者，例如服用某种药物者，在不同人群、时间和地区中所占的比例，并从这两类群体数据分析某种疾病是否与服用某种药物有关，为进一步确定不良反应的原因提供研究线索。

12. 横断面调查是指研究在**特定时间与特定范围人群**中的药物与相关事件的关系。通过横断面研究，可以了解与药物有关的事件的分布特征，为进一步的病因研究提供线索，为制定合理的药物使用策略和进行效果考核提供依据。

13. 分析性研究包括队列研究和**病例对照研究**。

14. 队列研究又称**定群研究**，是将样本分为两个组，一组为暴露于某一药物的患者，与另一组不暴露于该药物的患者进行对比观察，验证其结果的差异，如不良事件的发生率或疗效。

15. 队列研究可以是前瞻性研究，也可以是**回顾性研究**。

历年考题

【A 型题】1. 不属于新药临床前研究内容的是(　　)

　　A. 药效学研究

　　B. 一般药理学研究

　　C. 动物药动学研究

　　D. 毒理学研究

　　E. 人体安全性评价研究

【考点提示】E。临床前药理毒理学研究包括药效学研究、一般药理学研究、药动学研究、毒理学研究。

【A 型题】2. 药物流行病学是临床药学与流行病学两个学科相互串通、延伸发展起来的新的医学研究领域，主要任务不包括(　　)

　　A. 新药临床试验前药效学研究的设计

　　B. 药品上市前临床试验的设计

　　C. 上市后药品有效性再评价

D. 上市后药品不良反应或非预期作用的监测

E. 国家基本药物的遴选

【考点提示】A。药物流行病学的主要任务包括：药品上市前临床试验的设计和上市后药品有效性再评价；上市后药品的不良反应或非预期作用的监测；国家基本药物的遴选；药物利用情况的调查研究；药物经济学研究。

【X型题】3. 左旋多巴的不良反应有（　　　）

A. 嗜睡　　　　　　　　B. 齿龈增生

C. 精神障碍　　　　　　D. 运动障碍

E. 开关现象

【考点提示】CDE。常见的不良反应有恶心，呕吐，直立性低血压，头、面部、舌、上肢和身体上部的异常不随意运动，精神抑郁，排尿困难。较少见的不良反应有高血压、心律失常、溶血性贫血。开关现象是帕金森病患者长期应用左旋多巴类药物后出现的药效波动现象。

第六节　药物滥用与药物依赖性

必背采分点

1. 精神活性物质又称精神活性药物，具有以下共同的药理学特点：**①驱使用药者连续或定期用药的潜能，即强化作用**；②连续反复地应用，机体对其反应减弱，呈现耐受性或对其反应增强，呈现药物敏化现象；③连续反复地应用，导致机体对其产生适应状态，呈现生理依赖性、精神依赖性及药物渴求现象。

2. 药物滥用是国际上通用的术语，是指非医疗目的地使用具有**致依赖性潜能**的精神活性物质的行为。

3. 药物滥用的目的，是为体验使用该类物质产生的特殊精神效应，具有**无节制反复过量使用**的特征，其结果必然导致药物依赖性，出现异常的觅药与用药行为即毒品滥用行为，由此造成对用药个人精神和身体的损害，进而严重危害社会。

4. 世界卫生组织（WHO）于20世纪60年代建议使用"**药物依赖性**"这一术语，用以取代此前的"药物成瘾性"概念，使其内涵更加确切。

5. 无论何种药物成瘾均具有以下特征：对所滥用药

物的心理渴求及周期性强迫定时用药行为；一旦染上毒瘾就很难摆脱成瘾药物，以至于多次戒毒，多次再染毒品，这种现象称为**复吸**。

6. 药物依赖性的临床表现十分复杂，可依其呈现的特殊精神状态或身体状态，分为精神依赖性和**生理依赖性**两类。

7. 精神依赖性又称心理依赖性，是一种以反复发作为特征的**慢性脑病**。

8. 人体对一种药物产生生理依赖性时，停用该药所引发的戒断综合征可能为另一性质相似的药物所抑制，并维持原已形成的依赖性状态，这种状态称作上述两药间的**交叉依赖性**。

9. 麻醉药品指连续使用后易产生生理依赖性和精神依赖性，停药后产生戒断症状，能形成瘾癖的药品，可分阿片类、可卡因类、**大麻类**。

10. 可卡因类麻醉药品包括古柯树叶中的**生物碱可卡因**及其粗制品古柯叶和古柯糊。

11. 大麻类麻醉药品包括印度大麻、其粗制品大麻浸膏，主要成分为**四氢大麻酚**。

12. 精神药品指作用于中枢神经系统，能使之兴奋或抑制，反复使用能产生依赖性的药品，按药理作用性质可分为镇静催眠药和抗焦虑药、中枢兴奋药、**致**

幻药。

13. 不同类别的致依赖性药物所产生的药物依赖性各具不同特征。目前滥用最广的致依赖性药物主要有阿片类、**中枢神经抑制药类**、大麻类、苯丙胺类兴奋药、可卡因、致幻剂。

14. 阿片类药物的镇痛作用及致欣快作用，对消除患者的剧烈疼痛作用显著。重复应用时，其欣快作用使人情绪松弛、忘乎所以。由此，渴求再次用药，逐至滥用，产生药物依赖性。其中**海洛因**是当前全球范围内社会人群中滥用最为严重的毒品之一。

15. 海洛因具高度致依赖性特征，其制剂可通过**鼻吸或注射**使用。

16. 阿片类药物依赖性者一旦停药，即产生明显戒断综合征。一般在停药**8～16 小时**后即出现不安、哈欠、流涕、流泪、出汗、恶心、食欲不振、难以入眠，呈现自主神经系统功能亢奋等症状。

17. 阿片类药物依赖性者停药后 24 小时左右症状加重、瞳孔散大、自感发冷发热，并出现呕吐、腹泻，四肢、躯体与腹部疼痛，肌肉抽搐、蜷缩成团，呈极度痛苦状态。停药后**36 小时**左右症状达高峰，此后经一周以上时间症状才可能逐渐缓解。

18. 中枢神经抑制药中，巴比妥类和苯二氮䓬类药物是临床常用镇静催眠药，其中**苯二氮䓬类药物**的应用尤为广泛，易有滥用倾向。

19. 20 世纪**90 年代初**，我国成立国家禁毒委员会，统一负责禁毒事务，加强对贩毒、吸毒的控制，使毒品蔓延得以遏制。

20. 苯二氮䓬类药物依赖性表现为滥用者用药后感受欣快并有对用药的渴求。于停药后**36 小时左右**出现戒断综合征，表现为焦虑、烦躁、头痛、心悸、失眠或噩梦、低血压、肌肉震颤，甚至惊厥，严重者可能导致死亡。

21. 巴比妥类的戒断综合征与苯二氮䓬类药物类似，一般于停药后**12~24 小时**出现，且症状更为严重。

22. 大麻制品主要以**吸入烟雾方式抽吸**。

23. 大麻滥用者对大麻制剂产生耐受性，出现较快，消失亦快。其戒断症状轻微且持续时间短，一般于停药后**10 小时**出现。可表现为情绪烦躁、食欲不振、失眠多梦，甚至畏寒震颤，经 4~5 日可逐渐消除。

24. 苯丙胺类兴奋药曾用于消除疲劳和作为食欲抑制药用于治疗肥胖症。人吸食苯丙胺类药物后情绪高昂、精力充沛、食欲减退，并有明显欣快感。苯丙胺类药物滥用的主要方式为**口服、鼻吸和注射**。

25. 甲基苯丙胺和**亚甲二氧基甲基苯丙胺**滥用最广，

通常经口服摄入，具很强的中枢神经兴奋作用，欣快效应甚强。常在青少年涉足的娱乐场所群体使用，以寻求轻松愉悦和刺激感，成为目前国际上广泛滥用的新型毒品。

26. 药物或毒品滥用的治疗目标包括控制戒断症状、**预防复吸**与回归社会三个方面。

27. 控制戒断症状主要针对戒断综合征和其后的稽延症状采取相应的对症治疗和对因治疗措施。目前主要有替代疗法、非替代疗法和**对症治疗**。

28. 当前国内外预防复吸的模式主要有三种，一是使用阿片受体阻断药纳曲酮，二是用**美沙酮终身替代**，另外是以康复治疗为目的的社区治疗模式，通过家庭及社会关注、心理疏导等综合措施，帮助患者重返社会。

29. 美沙酮首次用量依不同患者而异，以确定戒断症状被有效控制的程度。若所用剂量欠佳，可适当增加剂量。一般轻、中度海洛因依赖者的美沙酮替代量可为每日**10～20mg**，而重度依赖者常为每日 30～40mg。

30. 美国 FDA 对美沙酮脱瘾治疗分为：①短期脱瘾治疗，时间不超过 30 天。②长期脱瘾治疗，时间不超过 180 天。我国制订的脱瘾治疗原则选用**10 天**的脱瘾方案。

31. 可乐定用于脱毒治疗的剂量一般高于临床抗高

血压剂量。成人可由 0.1mg，每日 3 次开始，逐步增至日量**1.5mg 以下**，以期有效地控制戒断症状，而无严重不良反应发生。治疗剂量维持一周后，可于一周内递减完毕。

32. 应用东莨菪碱浅麻醉法戒毒是基于戒断反应往往表现为**迷走神经亢进症状**的原理。

33. 东莨菪碱的主要不良反应为口干、尿潴留、眼花，使用剂量较大时需进行**呼吸管理**。

34. 纳曲酮系长效阿片受体阻断药，脱瘾后服用纳曲酮可以防止吸毒引起的欣快感，起到屏障作用。纳曲酮预防复吸的成功依赖于**坚持服药**。

35. 我国于 20 世纪 80 年代先后制定了《麻醉药品管理办法》和《精神药品管理办法》，2005 年 11 月又颁布**《麻醉药品和精神药品管理条例》**。

历年考题

【A 型题】1. 下列不属于阿片类药物依赖性治疗方法的是(　　)

A. 美沙酮替代治疗

B. 可乐定治疗

C. 东莨菪碱综合治疗

D. 昂丹司琼抑制觅药渴求

E. 心理干预

【考点提示】D。阿片类药物的依赖性治疗有美沙酮替代治疗；可乐定治疗；东莨菪碱综合戒毒法；纳曲酮预防复吸；心理干预和其他疗法。

【A型题】2. 我国将吗啡列为严格管制药品，原因是其长期使用可能产生(　　)

A. 免疫抑制　　　　B. 嗜睡

C. 呼吸抑制　　　　D. 中枢抑制

E. 药物依赖性

【考点提示】E。可以产生生理依赖性的药物有阿片类（如阿片、吗啡、海洛因等）、镇静催眠药（巴比妥类、苯二氮䓬类）和酒精等。任何情况下，反复使用上述药物都会产生生理依赖性。

【B型题】（3～4题共用选项）

A. 精神依赖性　　　B. 药物耐受性

C. 交叉依赖性　　　D. 身体依赖性

E. 药物强化作用

3. 滥用药物导致奖赏系统反复、非生理性刺激所致的特殊精神状态(　　)

4. 滥用阿片类药物产生药物戒断综合征的药理反

应（　　）

【考点提示】A、D。已证实中脑－边缘多巴胺通路是产生药物奖赏效应的主要调控部位，称为"奖赏系统"。精神依赖性是由于滥用致依赖性药物对脑内奖赏系统产生反复的非生理性刺激所致的一种特殊精神状态。身体依赖性又称生理依赖性，是指药物滥用造成机体对所滥用药物的适应状态。在这种特殊身体状态下，一旦突然停止使用或减少用药剂量，导致机体已经形成的适应状态发生改变，用药者会相继出现一系列以中枢神经系统反应为主的严重症状和体征，呈现极为痛苦的感受及明显的生理功能紊乱，甚至可能危及生命，此即药物戒断综合征。身体依赖性是一种药理学反应。可以产生身体依赖性的药物有阿片类（如阿片、吗啡、海洛因等）、镇静催眠药（巴比妥类、苯二氮䓬类）和酒精等。

【X型题】5. 吗啡的临床应用有（　　）

A. 风湿热　　　　　　　　B. 癌性剧痛

C. 骨关节炎　　　　　　　D. 心源性哮喘

E. 急性心肌梗死剧痛

【考点提示】BDE。吗啡现仅用于：①创伤、手术、烧伤等引起的剧痛。②心肌梗死。③心源性哮喘。④麻醉前给药。

第九章 药物的体内动力学过程

第一节 药动学基本概念、参数及其临床意义

必背采分点

1. 常用的房室模型是**单室模型与双室模型**。

2. 药物在体内的吸收、分布、代谢和排泄过程大多属于一级速率过程，即过程的速度与**浓度**成正比。

3. 速率常数用来描述这些过程速度与浓度的关系，它是药动学的特征参数，表征药物吸收过程的吸收速率常数k_a，表征药物消除过程的消除速率常数k，和表征药物在尿中排泄快慢的尿排泄速率常数k_e。

4. 在临床上，针对药物而言，其**速率常数**越大，表明其体内过程速度越快。

5. 速率常数的单位是**时间的倒数**。

6. 药物从体内消除的途径有肝脏代谢、经肾脏排泄

和胆汁排泄等。药物消除速率常数是代谢速率常数 k_b、排泄速率常数 k_e 及**胆汁排泄速率常数 k_{bl}** 之和。

7. 在临床上，一些药物存在主动转运或载体转运，当药物浓度大到一定程度后，载体被饱和，药物的转运速度与浓度无关，速度保持恒定，此时为**零级速度过程**。

8. 生物半衰期指药物在体内的量或血药浓度降低一半所需要的时间，常以 $t_{1/2}$ 表示，单位取"时间"。

9. 生物半衰期表示药物从体内消除的快慢，代谢快、排泄快的药物，其 $\underline{t_{1/2} 小}$；代谢慢、排泄慢的药物，其 $\underline{t_{1/2} 大}$。

10. 表观分布容积是体内药量与血药浓度间相互关系的一个比例常数，用"$\underline{V}$"表示。

11. 表观分布容积可以设想为体内的药物按血浆浓度分布时，所需要体液的理论容积。公式为：$V = X/C$。式中，X 为体内药物量，V 是表观分布容积，C 是**血药浓度**。

12. 表观分布容积的单位通常以"L"或"**L/kg**"表示，后者考虑体重与分布容积的关系。

13. 一般水溶性或极性大的药物，不易进入细胞内或脂肪组织中，血药浓度较高，表观分布容积**较小**。

14. 肥胖者脂肪多，亲脂性药物在其中分布亦多，血药浓度降低，**V 值增大**。

15. 血浆蛋白结合率高的药物，在白蛋白血症患者的血中药物浓度升高，则**V 值**减少。

16. 清除率是单位时间从体内消除的含药血浆体积，又称为体内总清除率（TBCL），常用"**Cl**"表示。

17. *Cl* 是表示从血液或血浆中清除药物的速率或效率的药动学参数，单位用"体积/时间"表示，在临床上主要体现**药物消除的快慢**。

历年考题

【A 型题】1. 某药抗一级速率过程消除，消除速度常数 $K = 0.095 \text{h}^{-1}$，则该药半衰期为（ ）

A. 8.0h B. 7.3h

C. 5.5h D. 4.0h

E. 3.7h

【考点提示】B。$t_{1/2} = 0.693/K$，即 $0.693/0.095 = 0.73$。

【A 型题】2. 以下药物中，在临床上需要检测血药浓度的是（ ）

A. 阿司匹林 B. 对乙酰氨基酚

C. 维生素 C D. 葡萄糖

E. 地高辛

【考点提示】E。低镁血症严重时表现为疲劳、手足搐搦、谵妄、惊厥、头晕及室性心律失常。因此使用地高辛或其他可致低镁血症的药物时，医药人员应考虑在质子泵抑制剂治疗前进行血镁检查，并在治疗过程中定期检查。

第二节　单室模型静脉注射给药

必背采分点

1. 单室模型药物静脉注射给药后，血液分布到机体各组织、器官中，药物速度与该时刻**体内的药物量**成正比。

2. 药物的半衰期与消除速度常数成**反比**。

3. 某些情况下，血药浓度测定比较困难，如血药浓度过低、缺乏精密度较高的含量测定方法、不便对用药对象进行多次采血等，这时候可以考虑采用**尿药排泄数据**进行动力学分析。

第三节 单室模型静脉滴注给药

必背采分点

1. 静脉滴注是以**恒定速度**向血管内给药的方式。

2. 在滴注时间 T 之内，以恒定速度 k_0 增加药量，同时又以**一级速度过程**从体内消除。当滴注完成后，体内才只有消除过程。

3. 在 $0 \leqslant t \leqslant T$ 时间内，体内药物量一方面以恒速增加，另一方面从体内消除，药物从体内的消除速度与当时体内药物量成**正比**，体内药物的变化速度是这两部分的代数和。

4. 静脉滴注开始的一段时间内，血药浓度逐渐上升，然后趋近于恒定水平，此时的血药浓度值称为稳态血药浓度或坪浓度，用 C_{ss} 表示。

5. 达到稳态血药浓度时，药物的消除速度等于**药物的输入速度**。

6. 在静脉滴注之初，血药浓度距稳态浓度的差距很大，药物的半衰期如大于 0.5 小时，则达稳态的 95%，就需要**2.16 小时以上**。

7. 负荷剂量亦称为首剂量，计算公式为：$X_0 = \underline{C_{ss}V}$。

历年考题

【A型题】1. 静脉注射药品 $X_0 = 60mg$，若初始血药浓度为 $15\mu g/mL$，其表现分布容积 V 为（　　）

A. 20L   B. 4mL

C. 30L   D. 4L

E. 15L

【考点提示】D。表现分布容积 $V = X_0/C_0$（X_0 为静注剂量，C_0 为初始浓度），$60/15 = 4L$，$15\mu g/mL = 15mg/L$。

【C型题】（2～4题共用题干）

注射用美洛西林/舒巴坦，规格 1.25g（美洛西林 1.0g，舒巴坦 0.25g）。成人静脉符合单室模型。美洛西林表现分布容积 $V = 0.5L/kg$。

2. 体重 60kg 患者用此药进行呼吸系统感染治疗，希望美洛西林/舒巴坦可达到 0.1g/L，需给美洛西林/舒巴坦的负荷剂量为（　　）

A. 1.25g（1瓶）

B. 2.5g（2瓶）

C. 3.75g（3瓶）

D. 5.0g（4瓶）

E. 6.25g（5瓶）

【考点提示】C。负荷剂量即初始给药剂量 X，要达

到的血药浓度 $C = 0.1g/L$，表现分布容积 $V = 0.5L/kg \cdot$
$60kg = 30L$，根据表观分布容积公式 $V = X/C$，得出 $X = VC = 30L \cdot 0.1g/L = 3g$，即需要美洛西林 3g，需要美洛西林/舒巴坦 3.75g（3 瓶）。

3. 关于复方制剂美洛西林钠与舒巴坦的说法，正确的是（　　）

A. 美洛西林为"自杀性"β – 内酰胺酶抑制剂

B. 舒巴坦是氨苄西林经改造而来，抗菌作用强

C. 舒巴坦可增强美洛西林对 β – 内酰胺酶稳定性

D. 美洛西林具有甲氧肟基，对 β – 内酰胺酶具高稳定作用

E. 舒巴坦属于碳青霉烯类抗生素

【考点提示】C。舒巴坦是青霉烷砜类药物，为不可逆竞争性 β – 内酰胺酶抑制剂。舒巴坦可增强美洛西林对 β – 内酰胺酶稳定性。美洛西林为半合成青霉素药物，氨苄西林侧链引入极性较大的咪唑啉酮酸基团得到美洛西林。

4. 注射用美洛西林钠/舒巴坦的质量要求不包括（　　）

A. 无异物

B. 无菌

C. 无热原、细菌内毒素

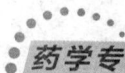

D. 粉末细度与结晶度适宜

E. 等渗或略偏高渗

【考点提示】E。美洛西林易水解，应制成注射用无菌粉末制剂，注射用无菌粉末制剂的质量要求不包括等渗或略偏高渗。

第四节　单室模型血管外给药

必背采分点

1. 在血管外给药的模型中，体内药物的变化速度 dx/dt 应等于**吸收速度与消除速度之差**。

2. 单室模型血管外途径给药，药物按一级速度吸收进入体内时，血药浓度-时间关系为**单峰曲线**。

3. 血药浓度-时间关系曲线中，峰左边称为吸收相，此时吸收速度大于消除速度，曲线呈**上升状态**，主要体现药物的吸收过程。

4. 血药浓度-时间关系曲线中，峰的右边称为消除相，反映了药物的消除情况，此时的吸收速度小于消除速度；在到达峰顶的瞬间，吸收速度等于**消除速度**，其峰值就是峰浓度（C_{max}），这个时间称为达峰时间（t_{max}）。

5. 药物制剂的达峰时间和峰浓度能够反映制剂中**药物吸收的速度**。

【X 型题】三种药物的血药浓度时间曲线如下图,对 A、B、C 三种药物的临床应用和生物利用度分析,正确的是( )

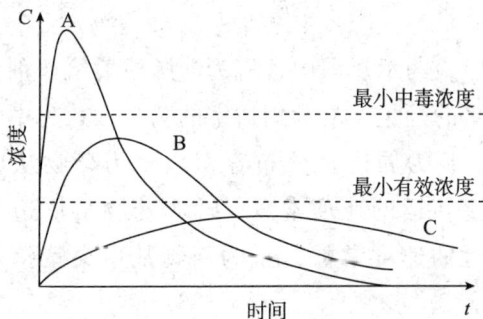

A. 制剂 A 的吸收速度最慢

B. 制剂 A 的达峰时间最短

C. 制剂 A 可能引起中毒

D. 制剂 C 可能无治疗作用

E. 制剂 B 为较理想的药品

【考点提示】BCDE。解析略。

第五节 双室模型给药

必背采分点

1. 在

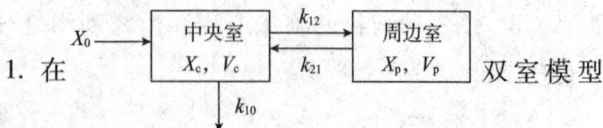

双室模型静脉注射给药示意图中，X_0 为静脉注射给药剂量，X_c 为中央室的药量，X_p 为周边室的药量，V_c 为中央室分布容积，V_p 为周边室分布容积，k_{12} 为药物从中央室向周边室转运的速度常数，k_{21} 为药物从周边室向中央室转运的速度常数，k_{10} 为**药物从中央室消除的速度常数**。

2. 双室模型药物血药浓度与时间的关系为 $C = Ae^{-\alpha t} + Be^{-\beta t}$。其中，$\alpha$ 称为**分布速度常数或快配置速度常数**；β 称为消除速度常数或慢配置速度常数。

3. 双室模型药物以血管外途径给药时，药物首先通过**胃肠道或肌肉**吸收之后，才能进入中央室，然后进行分布和消除。

4.

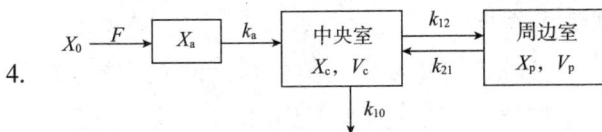

双室模型血管外给药示意图中，X_0 为给药剂量，F 为**吸收率**，X_a 为吸收部位的药量，X_c 为中央室内药物量，X_p 为周边室内药物量，V_c 为中央室分布容积，V_p 为周边室分布容积，k_a 为吸收速度常数，k_{12} 为药物从中央室向周边室转运的速度常数，k_{21} 为药物从周边室向中央室转运的速度常数，k_{10} 为药物从中央室消除的速度常数。

第六节　多剂量给药

必背采分点

1. 多剂量函数公式 $r = \dfrac{1 - \mathrm{e}^{-nk_i\tau}}{1 - \mathrm{e}^{-k_i\tau}}$ 中，n 为给药次数，k_i 为**一级速度常数**，τ 为给药间隔时间。重复给药后的血药浓度－时间关系，可在单剂量给药后的血药浓度－时间方程式中，将每一个指数项乘以多剂量函数即可。

2. 如单室模型静脉注射重复给药，血药浓度与时间的关系为：$C_n = \dfrac{X_0}{V}\left(\dfrac{1 - \mathrm{e}^{-nk\tau}}{1 - \mathrm{e}^{-k\tau}}\right)\mathrm{e}^{-kt}$。式中，$C_n$ 为 **n 次给药**

后血药浓度。

3. 多次重复给药，随着给药次数的增加，血药浓度不断增加，但增加的速度逐渐减慢，当 n 充分大时，血药浓度**不再升高**，达到稳态水平。

4. 达到稳态水平后若继续给药，则血药浓度在稳态水平上下波动，随每次给药做周期性变化，此时的血药浓度称为稳态血药浓度，或称坪浓度，记为 $\underline{C_{ss}}$。

5. 单室模型静脉注射给药稳态时血药浓度的经时变化过程为：$C_{ss} = \dfrac{X_0}{V}\left(\dfrac{1}{1-e^{-k\tau}}\right)e^{-kt}$。式中，$C_{ss}$ 为达**稳态后在一个给药间隔中血药浓度的时间函数**。稳态时，在一个给药间隔（T）内，血药浓度有波动，亦即血药浓度在一个恒定的水平范围内波动。

6. 重复给药时，如果第 2 次给药前体内药量尚未清除完，则重复给药会产生药物在体内的蓄积，当达到稳态时，则体内蓄积量保持一个定值。不同药物，在体内蓄积程度不同，蓄积程度用蓄积系数表示。蓄积系数又称蓄积因子或积累系数，以 $\underline{R}$ 表示。

7. 蓄积系数是一个很有价值的表示药物在体内蓄积程度的参数，它与消除速率常数（生物半衰期）和**给药间隔时间**有关。

8. **波动程度**是评价缓控释制剂质量的重要指标之一。

历年考题

【A 型题】关于线性药物动力学的说法，错误的是( )

  A. 单室模型静脉注射给药，IgC 对 t 作图，得到直线的斜率为负值

  B. 单室模型静脉滴注给药，在滴注开始时可以静注一个负荷剂量，使血药浓度迅速达到或接近稳态浓度

  C. 单室模型口服给药，血药浓度波动与药物半衰期、给药间隔时间有关

  E. 多剂量给药，相同给药间隔下，半衰期短的药物容易蓄积

【考点提示】E。蓄积程度越大、半衰期较大的药物容易产生蓄积。

第七节　非线性药动学

必背采分点

1. 具非线性药动学特征的药物，在较大剂量时的表观消除速率常数比小剂量时的要<u>小</u>。

2. 不能根据**小剂量**时的动力学参数预测高剂量下的血药浓度。

3. 一旦消除过程在高浓度下达到饱和，则血药浓度**会急剧增大**。

4. 当血药浓度下降到一定值时，药物消除速度与血药浓度成正比，表现为**线性动力学特征**。

5. 具非线性动力学特征药物的体内过程有以下特点：药物的消除不呈现一级动力学特征，即消除动力学是非线性的；当剂量增加时，消除半衰期延长；***AUC 和平均稳态血药浓度与剂量不成正比***；其他可能竞争酶或载体系统的药物，影响其动力学过程。

历年考题

【A 型题】关于非线性药物动力学特点的说法，正确的是（   ）

A. 消除呈现一级动力学特征

B. *AUC* 与剂量成正比

C. 剂量增加，消除半衰期延长

D. 平均稳态血药浓度与剂量成正比

E. 剂量增加，消除速率常数恒定不变

【考点提示】C。具非线性动力学特征药物的体内过程有以下特点：①药物的消除不呈现一级动力学特征，即消除动力学是非线性的；②当剂量增加时，消除半衰期延长；③AUC和平均稳态血药浓度与剂量不成正比；④其他可能竞争酶或载体系统的药物，影响其动力学过程。

第八节　统计矩分析在药动学中的应用

必背采分点

1. 用**统计矩**分析药物体内过程，主要依据血药浓度－时间曲线下面积，适用于任何房室模型，故为非房室分析法之一。

2. 药物体内过程是一个随机过程，血药浓度－时间曲线可以看成是一种统计分布曲线，不论哪种给药途径，从统计矩理论可定义三个矩量：**零阶矩、一阶矩、二阶矩**。

3. 零阶矩代表药物的**血药浓度随时间**变化的过程。

4. 二阶矩代表药物在**体内滞留**的变异程度。

5. 固体制剂药物在体内的平均滞留时间（MRT）**包括固体制剂的平均崩解时间（MDIT）**、药物的平均溶出时间（MDT）、溶出药物的平均吸收时间（MAT）

和药物在体内的平均处置（分布、代谢、排泄）时间（MRT_{iv}）。

第九节　给药方案设计与个体化给药

必背采分点

1. 为达到安全有效的治疗目的，根据患者的具体情况和药物的药效学与药动学特点而拟订的药物治疗计划称**给药方案**。

2. 给药方案包括剂量、**给药间隔时间**、给药方法和疗程等。

3. 影响给药方案的因素有：药物的药理活性、药动学特性和**患者的个体因素**等。

4. 给药方案设计的目的是使药物在靶部位达到最佳治疗浓度，产生最佳的治疗作用和**最小的副作用**。

5. 当首剂量等于维持剂量的**2倍**时，血药浓度迅速能够达到稳态血药浓度。

6. 根据半衰期制定给药方案较简单，但该法不适合半衰期**过短或过长**的药物。

7. 给药间隔**越长**，稳态血药浓度的峰谷波动性越大，对于治疗窗较窄的药物应用不利。

8. 根据平均稳态血药浓度制定给药方案必须选择最佳给药间隔，一般药物给药间隔为**1~2个**半衰期。

9. 对于治疗窗非常窄的药物，必须以小剂量多次给药，或采用**静脉滴注方式**给药。

10. 给药方案个体化方法有**比例法**、一点法、重复一点法。

11. **肌酐清除率**是判断肾小球滤过功能的指标。

12. 肾功能正常的成年男性肌酐清除率为**100~120mL/min**，中度肾功能减退者肌酐清除率可降至 10~50mL/min，严重肾功能减退者 <10mL/min。

13. 一般药物的肾清除率与体内肌酐清除率成**正比**。

第十节　生物利用度与生物等效应性

必背采分点

1. 生物利用度是指药物被吸收进入血液循环的**速度与程度**。

2. 制剂的处方与制备工艺等因素能影响药物的疗效，含有等量相同药物的不同制剂、不同药厂生产的同一种制剂，甚至同一药厂生产的同种制剂的不同批号间的临床疗效都有可能不一样。**生物利用度**是衡量制剂疗效差异的重要指标。

3. 生物利用速度即药物进入血液循环的快慢。常用**血药浓度－时间曲线的达峰时间**比较制剂间的吸收快慢，达峰时间短，药物吸收快。

4. 生物利用程度，即药物进入血液循环的多少，可通过**血药浓度－时间曲线下的面积**表示，因为它与药物吸收总量成正比。

5. 药物的疗效不但与吸收量有关，而且也与**吸收速度有关**。

6. 制剂的生物利用度应该用峰浓度 C_{max}、达峰时间 t_{max} 和**血药浓度－时间曲线下面积 AUC** 三个指标全面地评价，它们是制剂生物等效性评价的三个主要参数。

7. 生物利用度的研究方法有血药浓度法、尿药数据法和药理效应法等**血药浓度法**是最常用的方法。

8. 生物利用度研究方法的选择取决于**研究目的、测定药物的分析方法和药物的药动学性质**。

9. 试验制剂（T）与参比制剂（R）的血药浓度－时间曲线下的面积的比率称相对生物利用度。当参比制剂是**静脉注射剂**时，则得到的比率称绝对生物利用度。

10. **生物等效性（BE）** 是指一种药物的不同制剂在

相同试验条件下，给以相同剂量，反映其吸收程度和速度的主要药动学参数无统计学差异。

11. 通常意义的生物等效性研究是指采用生物利用度的研究方法，以**药动学参数**为指标，根据预先确定的等效标准和限度进行的比较研究，评价同种药物不同制剂内在质量是否相等。

第十章 药品质量与药品标准

第一节 药品标准与药典

必背采分点

1. 《药品标准》全称为《中华人民共和国卫生部药品标准》或《国家食品药品监督管理局药品标准》，亦简称为"部颁标准"或"**局颁标准**"。

2. 药品注册标准是指<u>国家食品药品监督管理部门</u>批准给申请人特定药品的标准，生产或销售该药品的<u>企业必须执行该注册标准</u>。

3. 药品的质量标准和**药品**是同时产生的。

4. 为最大限度地保证用药的安全和有效，在药品质量标准的制定中，应遵循<u>针对性和科学性、合理性</u>原则。

5. 根据"**准确、灵敏、简便、快速**"的原则，科学地选择检验方法，既要注意方法的普及性和适用性，又要注意先进分析技术的应用，不断提高检测的技术水平，以使我国的药品质量标准达到国际先进水平。

6. "**恒重**"，除另有规定外，系指供试品经连续两次干燥或炽灼后称重的差异在**0.3mg**以下的重量。

7. 《美国国家处方集》缩写为**NF**。

8. **USP-NF** 是美国食品药品管理局（FDA）对药品质量标准和检定方法做出的技术规定，也是药品生产、使用、管理、检验的法律依据。

9. 试验中的"**空白试验**"系指在不加供试品或以等量溶剂替代供试液的情况下，按同法操作所得的结果。

10. **正文**为药品标准的主体，系根据药物自身的理化与生物学特性，按照批准的处方来源、生产工艺、贮藏运输条件等所制定的、用以检测药品质量是否达到用药要求并衡量其质量是否稳定均一的技术规定。

11. 日本药典的名称是《日本药局方》，缩写为**JP**，由日本药局方编辑委员会编制。

12. 《中国药典》收载的药品名称包括中文名称、**中文名称的汉语拼音**和英文名称。

13. 《中国药典》（2015 年版）系由一部、二部、三部、**四部及其增补本**组成。

14. 《中国药典》（2015 年版）一部收载中药，共分为两部分，第一部分收载药材和饮片（包括植物油脂和提取物），第二部分收载**成方制剂和单味制剂**。

15. 《中国药典》（2015 年版）二部收载化学药品，二部分为两部分，第一部分收载化学药品、抗生素和生化药品，第二部分收载**放射性药品**。

16. 《中国药典》（2015 年版）三部收载**生物制品**；四部收载通则和药用辅料，通则包含制剂通则、通用方法/检测方法和指导原则三部分内容。

17. **遮光**系指用不透光的容器包装，例如棕色容器或黑纸包裹的无色透明、半透明容器。

18. **密闭**系指将容器密闭，以防止尘土及异物进入。

19. **密封**系指将容器密封以防止风化、吸潮、挥发或异物进入。

20. 阴凉处系指贮藏处温度不超过**20℃**。

21. 凉暗处系指贮藏处避光并且温度不超过**20℃**。

22. 冷处系指贮藏处温度为**2~10℃**。

23. 常温系指温度为**10~30℃**。

24. "**精密称定**"指称取重量应准确至所取重量的千分之一。

25. "**称定**"指称取重量应准确至所取重量的百分之一。

26. "**精密量取**"指量取体积的准确度应符合国家标准中对该体积移液管的精密度要求。

历年考题

【A 型题】1.《中国药典》对药品质量标准中含量（效价）限度的说法，错误的是（　　）

A. 原料药的含量限度是指有效物质所占的百分比

B. 制剂含量限度一般用含量占标示量的百分率表示

C. 制剂效价限度一般用效价占标示量的百分率表示

D. 抗生素效价限度一般用重量单位（mg）表示

E. 原料药含量测定的百分比一般是指重量的百分比

【考点提示】C。对于制剂，含量（效价）的限度一般用含量占标示量的百分率表示。

【A 型题】2.《中国药典》规定的项目与要求的理解，错误的是（　　）

A. 如果注射剂规格"1mL：10mL"是指每支装药量 1mL，含主药 10mL

B. 如果片剂规格为"0.1g"，指的是每片中含有主药 0.1g

C. 贮藏条件为"密闭"，是指将容器密闭，以防止尘土及异物进入

D. 贮藏条件为"遮光"，是指用不透光的容器包装

E. 贮藏条件为"在阴凉处保存"，是指保存温度不超过10℃

【考点提示】E。阴凉处系指贮藏处温度不超过20℃。

【A型题】3.《中国药典》采用符号 cm^{-1} 表示的计量单位名称是（　　）

　　A. 长度　　　　　　　B. 体积
　　C. 波数　　　　　　　D. 黏度
　　E. 密度

【考点提示】C。

【A型题】4. 采用标准加入法验证阿司匹林片含量测定的准确度，精密称取片剂粉末 45.00mg（已知含阿司匹林10.00mg），向其中准确加入阿司匹林12.50mg，依法测定，测得阿司匹林总量为22.50mg，方法回收率的计算结果为（　　）

　　A. 回收率（%）＝22.50/15.00×100%＝150.0%
　　B. 回收率（%）＝12.50/10.00×100%＝125.0%
　　C. 回收率（%）＝（22.50－10.0）/12.50×100%＝100.0%
　　D. 回收率（%）＝10.0/12.50×100%＝80.0%
　　E. 回收率（%）＝（22.50－15.00）/12.50×

$100\% = 60.0\%$

【考点提示】 C。准确度是指用该方法测定的结果与真实值或参考值接近的程度。一般用回收率（%）表示。制剂的含量测定方法一般用回收试验来考察。将已知量的测定组分加入到处方比例的附加剂中，用验证的方法进行测定，根据测定结果计算回收率。回收率（%）=测定量/加入量×100%。如不能得到制剂的全部组分，也可将已知量的测定组分加入一定量已知含量的样品中，按照验证方法测定，根据测定结果按下式计算回收率：回收率（%）=测定总量-样品总量/加入量×100%。所以，本题回收率（%）=（22.50-10.0）/12.5×100% = 100%。

【A 型题】 5.《中国药典》规定葡萄糖注射液的 pH 值为 3.2~6.5，在测定供试品溶液 pH 值之前，对酸度计进行校正（定位）时，应使用的标准缓冲液是（   ）

A. 苯二甲酸盐标准缓冲液（pH 值 4.01）

B. 磷酸盐标准缓冲液（pH 值 6.86）

C. 草酸盐标准缓冲液（pH 值 1.68）与苯二甲酸盐标准缓冲液（pH 值 4.01）

D. 苯二甲酸盐标准缓冲液（pH 值 4.01）与磷酸盐标准缓冲液（pH 值 6.86）

E. 草酸盐标准缓冲液（pH值1.68）与磷酸盐标准缓冲液（pH值6.86）

【考点提示】A。注意事项中：测定前，按本品种项下的规定，选择两种pH值约相差3个pH单位的标准缓冲液，并使供试品溶液的pH值处于两者之间。取与供试液pH值较接近的一种标准缓冲液对仪器进行校正（定位），使仪器示值与标准缓冲液的数值一致。

【A型题】6.《中国药典》中，检查甲苯咪唑（C晶型）中A晶型限量的方法是(　　)

A. 紫外－可见分光光度法

B. 红外分光光度法

C. 氧化还原滴定法

D. 酸碱滴定法

E. 非水溶液滴定法

【考点提示】B。目前，《中国药典》主要应用红外光谱对无效或低效晶型进行检查，依据是药物及其同质异晶杂质在特定波数处的吸收有显著差异。

【A型题】7. 下列药物中，需要查光学异构体的是(　　)

A. 异烟肼   B. 硝苯地平

C. 左氧氟沙星   D. 盐酸氯丙嗪

E. 氟康唑

【考点提示】C。左氧氟沙星是第三代氟喹诺酮类抗菌药物，是氧氟沙星的左旋光学异构体。其抗菌活性是右旋光学异构体的 8～128 倍，是外消旋体的 2 倍，其抗菌谱广，抗菌作用强，可供口服和静脉给药，并迅速分布到体内各组织。左氧氟沙星是氧氟沙星里的光学异构体，产品中除左氧氟沙星有效成分外，还可能存在极少量的右氧氟沙星光学异构体杂质。

【A 型题】8. 醋酸地塞米松的红外光吸收图谱中，归属 3 位酮羰基的伸缩振动的峰位是(   )

A. $3500cm^{-1}$ B. $1660cm^{-1}$

C. $1130cm^{-1}$ D. $1055cm^{-1}$

E. $885cm^{-1}$

【考点提示】B。$3500cm^{-1}$——羟基；$1600cm^{-1}$——3 位酮羰基；$1130cm^{-1}$——酯氧基；$1055cm^{-1}$——羰基；$885cm^{-1}$——烯氢。

【A 型题】9. 用标准氯化钠溶液（1μg Cl/mL），为使氯化物所显浑浊度明显，纳氏比色管中含氯量的适宜

范围是(　　)

　　A. 0.1～1μg

　　B. 1～10μg

　　C. 50～80μg

　　D. 200～300μg

　　E. 300～500μg

【考点提示】C。标准氯化钠溶液每1mL相当于0.01mg的Cl。在测定条件下，以50～80μg的Cl为宜，相当于标准氯化钠溶液5～8mL。此范围内氯化物所显浑浊度明显，便于比较。

【A型题】10. 下列溶液中，在检查重金属的硫代乙酰胺法中使用到的是(　　)

　　A. 0.1mol/L 盐酸溶液

　　B. 0.1mol/L 高氯酸溶液

　　C. 醋酸盐缓冲溶液（pH值3.5）

　　D. 0.9%氯化钠溶液

　　E. 0.1mol/L 氢氧化钠溶液

【考点提示】C。重金属检查第一法硫代乙酰胺法。检查原理为硫代乙酰胺在弱酸性（pH值3.5醋酸盐缓冲溶液）条件下水解，产生硫化氢，与重金属离子生成黄色到棕黑色的硫化物均匀混悬液，与一定量标准铅溶液经同法处理后所呈颜色比较，判定供试品中重金属是否符合限量规定。

【A型题】11. 色谱系统适用性试验中，理论板数（n）用于评价（　　）

    A. 固定相的极性

    B. 色谱柱的分离效能

    C. 色谱柱的长度

    D. 色谱峰面积的重复性

    E. 色谱峰的对称性

【考点提示】B。色谱柱的理论板数（n）用于评价色谱柱的分离效能。

【B型题】（12~13题共用选项）

    A. BP   B. USP

    C. ChP   D. EP

    E. LF

12. 美国药典的缩写是（　　）

13. 欧洲药典的缩写是（　　）

【考点提示】B、D。《英国药典》缩写为BP，由英国药典委员会编制，是英国制药标准的唯一法定来源。《美国药典》缩写为USP，由美国药典委员会编辑出版。我国的药典为《中华人民共和国药典》，简称《中国药典》，缩写为ChP。《欧洲药典》具有法律约束力，是在欧洲上市药品强制执行的法定标准，缩写为EP。

【B型题】（14~16题共用选项）

    A. 硫酸　　　　　　　　B. 氯化钠

    C. 邻苯二甲酸氢钾　　　D. 重铬酸钾

    E. 无水碳酸钠

14. 标定盐酸滴定液（0.1mol/L）的基准物是(　　)

15. 标定高氯酸滴定液（0.1mol/L）的基准物是(　　)

16. 标定硫代硫酸钠滴定液（0.1mol/L）的基准物是(　　)

【考点提示】E、C、D。标定盐酸滴定液（0.1mol/L）的基准物是无水碳酸钠。《中国药典》使用基准邻苯二甲酸氢钾对高氯酸滴定液进行标定。《中国药典》采用置换碘量法标定硫代硫酸钠。以重铬酸钾为基准物，加入碘化钾置换出定量的碘，碘再用硫代硫酸钠滴定液滴定。

【B型题】（17~18题共用选项）

    A. 还原五价的砷成三价的砷

    B. 氧化三价的砷成五价的砷

    C. 产生新生态的氯

D. 吸收产生的硫化氢气体

E. 吸收产生的氢气

17. 古蔡砷盐检查法中，醋酸铅棉花的作用是（　　）

18. 古蔡砷盐检查法中，碘化钾试液与酸性氯化亚锡试液的作用是（　　）

【考点提示】D、A。在导气管中装入适量醋酸铅棉花，用以吸收产生的硫化氢气体。碘化钾和氯化亚锡的主要作用是还原五价的砷成三价的砷。

【B型题】（19～22题共用选项）

A. 酸碱滴定法　　　　　B. 亚硝酸钠滴定法

C. 碘量法　　　　　　　D. 高效液相色谱法

E. 气相色谱法

19. 《中国药典》中，检查阿司匹林中游离水杨酸限量的方法是（　　）

20. 《中国药典》中，测定阿司匹林含量的方法是（　　）

21. 《中国药典》中，测定维生素 C 含量的方法是（　　）

22. 《中国药典》中，测定维生素 E 含量的方法是（　　）

【考点提示】D、A、C、E。《中国药典》采用1%冰醋酸甲醇溶液制备供试品溶液，以防阿司匹林水解，同时采用高效液相色谱法（HPLC）检查游离水杨酸。《中国药典》采用酸碱滴定法测定阿司匹林含量。维生素C具有还原性，《中国药典》采用碘量法测定维生素C的含量。维生素E的含量测定方法很多，目前《中国药典》《美国药典》《英国药典》等均采用气相色谱法测定含量。

【X型题】23. 药品标准正文内容，除收载有名称、结构式、分子式、分子量与性状外，还载有（　　　）

    A. 鉴别　　　　　　　　　B. 检查

    C. 含量测定　　　　　　　D. 药动学参数

    E. 不良反应

【考点提示】ABC。药典各部收载的正文内容略有差异，以二部为例，其内容根据品种和剂型不同，按顺序可分别列有品名（包括中文名、汉语拼音与英文名）、有机药物的结构式、分子式与分子量、来源或有机药物的化学名称、含量或效价规定、处方、制法、性状、鉴别、检查、含量或效价测定、类别、规格、贮藏、制剂及杂质信息等。

【X 型题】24. 属于我国现行国家药品标准的有(　　)

  A. 《中国药典》

  B. 《中国药品检验标准操作规范》

  C. 药品注册标准

  D. 地方药品标准

  E. 企业药品标准

【考点提示】AC。国家食品药品监督管理局颁布的《中国药典》、药品注册标准和其他药品标准均为国家药品标准。

第二节　药品质量检验与体内药物检测

🎓 **必背采分点**

1. 药品检验是药品在进入市场前或临床使用前的质量分析，是药品质量监督与控制的一个重要环节。药品检验工作的基本程序有取样、检验和出具检验报告等环节。在检验环节，检验的项目包括性状（物理常数）、**鉴别**、检查、含量或效价测定。

2. 根据《药品抽样指导原则》，取样量（W）一般为**3 倍全检量**，贵重药品为**2 倍全检量**。

3. **药物的性状查验**是药品质量检验工作的第一步。

4. 对于制剂，每个全检量至少有**3 个最小包装**。

5. 物理常数则是药物固有的物理特性常数，是评价药品质量的主要客观指标之一，在此主要简介熔点和**旋光度测定法**。

6. 熔点是多数固体药物需要测定的重要物理常数。测定熔点的药品，应是**遇热晶型**不转化，其初熔点和全熔点容易分辨的药品。

7. 《中国药典》采用毛细管测定法，依照待测药物性质的不同，分为三种方法：第一法用于测定**易粉碎的固体药品**；第二法用于测定不易粉碎的固体药品；第三法用于测定凡士林或其他类似物质。

8. 偏振光透过长 1dm，且每 1mL 中含有旋光性物质 1g 的溶液，在一定波长与温度下，测得的旋光度称为**比旋度**。

9. 比旋度是旋光物质的重要物理常数，可以用来区别药物或检查药物的**纯杂程度**，也可用来测定含量。

10. 焰色反应是利用供试品在**无色火焰**中燃烧所显现的特征颜色鉴别药物的方法。

11. 光谱鉴别法系利用电磁波与物质的作用进行鉴别的方法，通常采用**分光光度法**，通过测定药物的最大（或最小）吸收波长，或在最大（或最小）吸收波长处的吸光度（或透光率），对该药物进行鉴别。

12. 分光光度法常用的波长范围中，200~400nm 为**紫外光区**；400~760nm 为可见光区；760~2500nm 为近红外光区；2.5~25μm（按波数计为 4000~400cm^{-1}）为中红外光区。

13. 在药物鉴别中，常用的分光光度法主要有紫外－可见分光光度法和**红外分光光度法**。

14. 利用红外吸收光谱对物质进行鉴别的方法称为**红外分光光度法（IR）**。药物的红外吸收光谱具有人指纹一样的特征专属性，常用于药物的鉴别。

15. 红外吸收光谱与紫外－可见吸收光谱不同，其纵坐标一般用**透光率（$T\%$）**表示；横坐标为红外光的波数（cm^{-1}）或波长（μm），一般用波数表示。

16. 红外吸收光谱中吸收峰通常为**倒峰**，吸收峰位是与透光率极小值对应的红外光波数。

17. 色谱法常用术语中保留时间（t_R）：从**进样开始到组分色谱峰顶点**的时间间隔称为该组分的保留时间，单位通常为分钟（min）。

18. 用于药物鉴别的色谱法主要有薄层色谱法和**高效液相色谱法**。

19. 化学分析法主要用于药物中的**一般杂质**的限量检查，主要检查法收载于《中国药典》通则项下，系利用药物中的杂质在规定溶剂中不溶或呈色，要求溶液澄清或无色；或与化学试剂反应生成浑浊或显色，再与规定限量的杂质对照依同法操作后进行比较，检查杂质的限量；或利用重量的改变进行检查。

20.《中国药典》规定：地蒽酚加三氯甲烷制成每 1mL 中约含 0.10mg 的溶液，在 432nm 的波长处测定吸光度，要求不得超过**0.12**。

21. 色谱分析法主要用于药物中特定杂质、有关物质与残留溶剂的检查，方法主要为薄层色谱法、高效液相色谱法和**气相色谱法**。

22. **滴定分析法**是化学定量分析中的重要分析方法。该法是将一种已知准确浓度的标准溶液（滴定液）滴加到被测物质的溶液中，直到所加的标准溶液的量正好与被测物质按化学计量关系定量反应为止，然后根据所加标准溶液的浓度和体积，计算出被测物质的量。

23. 滴定分析法的特点是操作简便、**快速**，测定结果准确可靠。

24. 滴定分析法按滴定反应的类型，可分为**酸碱滴定法**、配位滴定法、氧化还原滴定法和沉淀滴定法。

25. **直接碘量法（或称碘滴定法）**是用碘滴定液直接滴定还原性药物的方法。

26. 直接碘量法在酸性或中性溶液中进行，用**淀粉指示剂**指示终点。

27. 置换碘量法是先在供试品（氧化性药物）溶液中加入碘化钾，供试品将碘化钾氧化，置换出定量的碘，然后用**硫代硫酸钠滴定液**滴定置换出来的碘，用淀粉指示剂指示终点。

28. 铈量法也称硫酸铈滴定法，是以硫酸铈 $Ce(SO_4)_2$ 为滴定剂，在酸性条件下测定还原性物质的滴定方法。铈量法通常采用**邻二氮菲**作指示剂。

29. 亚硝酸钠滴定法是用亚硝酸钠滴定液在盐酸溶液中与芳伯氨基定量发生重氮化反应，生成**重氮盐**以测定药物含量的方法。

30. 亚硝酸钠滴定法指示终点的方法有电位法、永停滴定法、内指示剂法和外指示剂法。《中国药典》采用**永停滴定法**指示终点。

31. 高效液相色谱法用于药物的含量测定，主要有**内标法与外标法**。

32. 采用**内标法**，可避免样品前处理及进样体积误差对结果的影响。

33. 抗生素微生物检定法系在适宜的条件下，根据量反应平行线原理设计，通过检测抗生素对微生物的抑制作用，计算抗生素活性（效价）的方法。本法包括两种方法：管碟法和**浊度法**。

34. 浊度法系利用抗生素在液体培养基中对试验菌生长的抑制作用，通过测定培养后细菌浊度值的大小，比较标准品与供试品对试验菌生长抑制的程度，以测定供试品效价的一种方法。常用的检定法是**标准曲线法**。

35. 依据检验的目的，药品检验可分为出厂检验、**委托检验**、抽查检验、复核检验、审核检验、仲裁检验或进出口检验等。

36. 国家依法对生产、经营和使用的药品按照国家药品标准进行抽查检验，抽查检验分为评价抽验和监督抽验。国家药品抽验以评价抽验为主，省级药品抽验以**监督抽验**为主。

37. 用于体内药物检测的体内样品包括各种生物体液和组织。其中，在体内药物检测中最为常用的样本是**血液**，因为它能够较为准确地反映药物在体内的状况。

38. 体内样品测定常用的方法有**免疫分析法**和色谱分析法。

39. **血浆药物浓度**可作为体内药物浓度的可靠指标。

历年考题

【A 型题】1. 临床治疗药物检测的前提是体内药物浓度的准确测定，在体内药物浓度测定中，如果抗凝剂、防腐剂可能与被测的药物发生作用，并对药物浓度的测定产生干扰，检测样品宜选择（　　）

    A. 汗液   B. 尿液

    C. 全血   D. 血浆

    E. 血清

【考点提示】E。因为药物与血浆纤维蛋白几乎不结合，所以，血浆与血清中药物的浓度通常相近。血浆比血清分离快、制取量多，因而较血清更为常用。如果抗凝剂与药物可能发生作用，并对药物浓度测定产生干扰，则以血清为检测样本。

【A 型题】2. 临床上，治疗药物检测常用的生物样品是（　　）

    A. 全血   B. 血浆

    C. 唾液   D. 尿液

    E. 粪便

【考点提示】B。血样包括全血、血浆和血清，它们是最为常用的体内样品。除特别说明是全血外，通常指血浆和血清，血浆比血清分离快、制取量多，因而较血清更为常用。

【A型题】3. 用氢氧化钠溶液 0.1mg/L，测定醋酸溶液 0.1mg/L 使用的指示剂为（　　）

    A. 酚酞　　　　　　　　B. 淀粉

    C. β - 萘酚　　　　　　D. 结晶紫

    E. 邻二氮菲

【考点提示】A。酚酞是一种化学成品，属于晶体粉末状，几乎不溶于水。其特性是在酸性和中性溶液中为无色，在碱性溶液中为紫红色。常被人们用来检测酸碱。

【A型题】4. 用亚硝酸钠滴定法测定盐酸普鲁卡因含量的依据是（　　）

    A. 酯的水解反应

    B. 芳香环的硝基化反应

    C. 芳香伯胺的重氮化反应

    D. 叔氮原子的碱性

    E. 盐酸的酸性

【考点提示】C。重氮化反应的机理是首先由一级胺与重氮化试剂结合，然后通过一系列质子转移，最后生成重氮盐。重氮化试剂的形式与所用的无机酸有关。当用较弱的酸时，亚硝酸在溶液中与三氧化二氮达成平衡，有效的重氮化试剂是三氧化二氮。当用较强的酸时，重氮化试剂是质子化的亚硝酸和亚硝酰正离子。因此重氮化反应中，控制适当的 pH 值是很重要的。芳香族一级胺碱性较弱，需要用较强的亚硝化试剂，所以通常在较强的酸性下进行反应。芳香族伯胺和亚硝酸作用生成重氮盐的反应标为重氮化，芳伯胺常称重氮组分，亚硝酸为重氮化剂，因为亚硝酸不稳定，通常使用亚硝酸钠和盐酸或硫酸使反应时生成的亚硝酸立即与芳伯胺反应，避免亚硝酸的分解，重氮化反应后生成重氮盐。盐酸普鲁卡因分子结构中含有芳香伯胺，《中国药典》采用亚硝酸钠滴定法进行含量测定，永停法指示终点。

【B 型题】(5~8 题共用选项)

　　A. 100~200nm　　　　B. 200~400nm

　　C. 400~760nm　　　　D. 760~2500nm

　　E. 2.5~25μm

5. 紫外光区的波长范围是 (　)

6. 可见光区的波长范围是 (　)

7. 近红外光区的波长范围是 (　)

8. 中红外光区的波长范围是 (　)

【考点提示】B、C、D、E。分光光度法常用的波长范围中，200～400nm 为紫外光区；400～760nm 为可见光区；760～2500nm 为近红外光区；2.5～25μm（按波数计为 4000～400cm^{-1}）为中红外光区。

【B 型题】(9～11 题共用选项)

  A. 保留时间   B. 峰面积

  C. 峰宽   D. 半高峰宽

  E. 标准差

9. 用高效液相色谱法鉴别药物时应选用的色谱参数是（　　）

10. 用高效液相色谱法检查杂质限量时应选用的色谱参数是（　　）

11. 用高效液相色谱法测定药物含量时应选用的色谱参数是（　　）

【考点提示】A、B、B。高效液相色谱法在含量测定采用 HPLC 的品种项下，常利用色谱峰保留时间进行鉴别。高效液相色谱法检查杂质限量时应选用的色谱参数是峰面积。高效液相色谱法在含量测定项中的应用有内标法、外标法，均需测量峰面积或峰高。

【B 型题】(12～15 题共用选项)

A. 芳香第一胺类的反应

B. 丙二酰脲类的反应

C. 绿奎宁反应

D. 托烷生物碱类的反应

E. 与二氯靛酚钠试液的反应

12. 鉴别苯巴比妥依据的反应是(　　　)

13. 鉴别维生素 C 依据的反应是(　　　)

14. 鉴别硫酸奎宁依据的反应是(　　　)

15. 鉴别磺胺甲噁唑依据的反应是(　　　)

【考点提示】B、E、C、A。巴比妥类药物含有丙二酰脲结构，在碱性条件下，可与某些重金属离子反应，生成沉淀后有色物质。这一特性可用于本类药物的鉴别。维生素 C 可采用其与二氯靛酚钠试液的反应进行鉴别。绿奎宁反应为硫酸奎宁的专属鉴别反应。磺胺甲噁唑具有芳伯氨基，可用重氮化 – 偶合反应鉴别。本反应收载于《中国药典》附录"一般鉴别试验"项下，称为"芳香第一胺类"鉴别反应。

【B 型题】(16～18 题共用选项)

A. 对氨基苯磺酸

B. 游离水杨酸

C. 莨菪碱

D. 对氨基酚

E. 5-羟甲基糠醛

16. 盐酸普鲁卡因注射液检查的杂质是(   )

17. 对乙酰氨基酚片应检查的杂质是(   )

18. 葡萄糖注射液应检查的杂质是(   )

【考点提示】A、D、E。盐酸普鲁卡因注射液在制备的过程中，受灭菌温度、时间等因素的影响，酯结构水解生成对氨基苯甲酸和二乙氨基乙醇。对乙酰氨基酚在合成过程中由于乙酰化不完全，或因贮藏不当发生水解，均可引入对氨基酚。葡萄糖水溶液在弱酸性时较稳定，但在高温加热灭菌时，葡萄糖易分解产生 5-羟甲基糠醛、羟基乙酰丙酸与甲酸。5-羟甲基糠醛对人体有害，其量可反映出葡萄糖分解的情况，《中国药典》规定要对该杂质进行检查。

【B 型题】(19~21 题共用选项)

A. 肾上激素　　　　B. 异烟肼

C. 盐酸四环素　　　D. 地西泮

E. 氟康唑

19. 用紫外-可见分光光度法检查酮体的药物是(   )

20. 用薄层色谱法检查游离肼的药物是(   )

21. 用氧瓶燃烧－比色法检查含氟量的药物是(   )

【考点提示】 A、B、E。肾上腺素在生产中由其酮体经氢化还原制得。若氢化不完全，则易引入酮体杂质。《中国药典》规定，需对酮体进行限量检查。异烟肼中的游离肼主要是在制备时由原料引入，也可在贮存过程中降解产生，肼是一种诱变剂和致癌物质，因此国内外药典均要求对异烟肼原料药及其制剂中的游离肼进行限量检查。氟康唑为含氟有机药物，应对氟元素进行鉴别，并对含氟量进行检查。

【B 型题】（22～25 题共用选项）

   A. 焰色反应法

   B. 干燥失重测定法

   C. 分子排阻色谱法

   D. 红外分光光度法

   E. 反相高效液相色谱法

22. 鉴别青霉素钠中钠盐的方法是(   )

23. 检查青霉素钠中青霉素聚合物的方法是(   )

24. 检查青霉素钠中水分的方法是(   )

25. 测定青霉素钠含量的方法是(   )

【考点提示】 A、C、B、E。青霉素钠的鉴别可采用《中国药典》"一般鉴别试验"中钠盐和钾盐焰色反应试验。青霉素钠中青霉素聚合物采用分子排阻色谱法检查。青霉素钠易水解，故应严格控制水分的量。《中国药典》规定，本品在105℃干燥，减失重量（水分）不得过0.5%。《中国药典》采用高效液相色谱法测定青霉素类药物含量。

【B型题】（26～27题共用选项）

A. 酸性溶液中析出白色沉淀

B. 与氯化三苯四氮唑试液反应显红色

C. 与三氯化铁试液反应呈草绿色

D. 与亚硝基铁氰化钠反应显蓝紫色

E. 与亚硒酸反应呈绿色，渐变蓝色

26. 测定醋酸地塞米松注射液含量的依据是（　　）

27. 鉴别黄体酮的依据是（　　）

【考点提示】B、D。醋酸地塞米松注射液的含量采用四氮唑比色法测定。黄体酮可与亚硝基铁氰化钠反应，可用于其鉴别。

【B型题】（28～29题共用选项）

A. 红外分光光度法

B. 紫外－可见分光光度法

C. 薄层色谱法

D. 非水溶液滴定法

E. 氧化还原滴定法

28.《中国药典》中，测定硫酸阿托品含量的方法是(　　)

29.《中国药典》中，测定硫酸阿托品片剂含量的方法是(　　)

【考点提示】D、B。阿托品具有碱性，《中国药典》采用非水溶液滴定法测定其含量。《中国药典》采用紫外－可见分光光度法测定硫酸阿托品片的含量。

【X 型题】30. 下列项目中，属于药品标准中安全性检查的有(　　)

　A. 无菌　　　　　　　B. 细菌内毒素

　C. 重量差异　　　　　D. 崩解时限

　E. 溶出度

【考点提示】AB。安全性检查的项目有"无菌""热原""细菌内毒素"等。

【X 型题】31. 采用非水溶液滴定法测定盐酸氯丙嗪含量时，应选用的器具包括(　　)

　A. 分析天平　　　　　B. 滴定管

　C. 高温电炉　　　　　D. 坩埚

E. 比色皿

【考点提示】AB。盐酸氯丙嗪采用非水溶液滴定法测定其含量。以冰醋酸作溶剂，用高氯酸滴定液进行滴定，电位滴定法指示终点。分析天平用于含量测定中供试品、对照品的称量和滴定液的标定等。滴定管是容量分析时用来加入滴定液并测量加入滴定液体积的量器。

【X型题】32. 下列分析方法中，属于氧化还原滴定法的有(　　)

  A. 酸碱滴定法   B. 非水碱量法

  C. 非水酸量法   D. 碘量法

  E. 铈量法

【考点提示】DE。氧化还原滴定法按滴定剂的不同可分为铈量法、碘量法、溴量法、溴酸钾法、重铬酸钾法、高锰酸钾法及亚硝酸钠法等。

【X型题】33. 高效液相色谱法常用的检测器有(　　)

  A. 紫外检测器   B. 荧光检测器

  C. 火焰离子化检测器   D. 旋光计

  E. 红外分光光度计

【考点提示】AB。高效液相色谱法的检测器：①选择性检测器：紫外检测器；光电二极管阵列检测器；荧光检测器；电化学检测器；质谱检测器。②通用型检测器：蒸发光散射检测器；示差折光检测器。

【X型题】34. 毛细管电泳法常用的分离模式有（　　）

    A. 毛细管区带电泳　　　B. 毛细管凝胶电泳

    C. 薄层色谱　　　　　　D. 纸电泳

    E. 毛细管气相色谱

【考点提示】AB。毛细管电泳法主要有以下几种分离模式：毛细管区带电泳；毛细管凝胶电泳；毛细管等速电泳；毛细管等电聚焦电泳；胶束电动毛细管色谱；毛细管电色谱。

【X型题】35. 下列用于治疗药物监测的体内样品中，制备过程需要使用抗凝剂的有（　　）

    A. 全血　　　　　　　　B. 血浆

    C. 血清　　　　　　　　D. 血尿

    E. 唾液

【考点提示】AB。全血：采集后置含有抗凝剂的试管中，混合均匀，既得。血浆：将采集的全血置含有抗凝剂的试管中，混匀后，以约 1000×g 离心 5～10 分钟，促进血红细胞沉降分离，分取上清液即为血浆。血清：将采集的全血在室温下放置至少 0.5～1 小时，待血液凝固后，再以约 600×g 离心 5～10 分钟，促进血红细胞沉降分离，分取上清液即为血清。

【X 型题】36. 维生素 K_1 应检查的杂质有(   )

A. 甲萘醌　　　　　　　B. 差向四环素

C. 阿扑吗啡　　　　　　D. 地西泮

E. 有关物质

【考点提示】AE。维生素 K_1 应检查甲萘醌、顺式异构体、有关物质。

第十一章　常用药物的结构特征与作用

第一节　精神与中枢神经系统疾病用药

必背采分点

1. 苯二氮䓬类镇静催眠药物的化学结构含有 A、B、C 三个环，其基本结构的代表药物为**地西泮**。

2. 苯二氮䓬**A 环上 7 - 位的取代基的性质**对生物活性影响较大。

3. 当 7 位引入吸电子取代基时，苯二氮䓬类药物活性明显地增强，吸电子越强，作用越强，其次序为 **$NO_2 > Br > CF_3 > Cl$**。

4. 地西泮体内代谢时，在 3 位上引入**羟基**，增加其分子的极性，易与葡萄糖醛酸结合排出体外。

5. 3 位羟基衍生物可保持原有药物的活性，临床上较原药物更加安全，3 位羟基的代表药物为**奥沙西泮**。

6. 巴比妥类药物为**环丙二酰脲（又称巴比妥酸）**

的衍生物。

7. **5 位取代基的氧化**是巴比妥类药物代谢的主要途径，也是决定药物作用时间长短的因素。

8. 巴比妥类药物的代谢方式主要是经**肝脏**的生物转化，其中包括 5 位取代基的氧化、N 上脱烷基、2 位脱硫、水解开环等。

9. 二苯并氮䓬类抗癫痫药物的代表药物**卡马西平**最初用于治疗三叉神经痛。

10. 抗精神病药物的代表药物是**氯丙嗪**，临床上常用来治疗以兴奋症为主的精神病，主要副作用是锥体外系作用。

11. 氯丙嗪等吩噻嗪类抗精神病药物，遇光会分解，生成自由基并与体内一些蛋白质作用，发生过敏反应。故一些患者在服用药物后，在日光照射下皮肤会产生红疹，称为**光毒化过敏反应**。这是氯丙嗪及其他吩噻嗪药物的毒副作用之一。

12. 吩噻嗪类药物的 2 位引入吸电子基团时，可**增强**药效与活性。

13. 由于吩噻嗪环的 S 和 N 有丰富的电荷密度，易被氧化，在空气或日光中放置，渐变为**红色**。

14. 将吩噻嗪环上 10 位氮原子用碳原子取代可得到噻吨类，又称**硫杂蒽类药物**。

15. 将氯普噻吨的侧链以**羟乙基哌嗪**取代，得到活性更强的珠氯噻醇，作用与氟哌啶醇相同。

16. 将吩噻嗪分子的硫原子或氮原子以甲亚胺基取代会得到二苯并二氮䓬类和二苯并硫氮䓬类药物，其代表药物为**氯氮平**和氯噻平。

17. 氯氮平在体内代谢广泛，代谢酶为 CYP3A4，主要代谢产物为**去甲基氯氮平和氯氮平 – N – 氧化物**。

18. 阿莫沙平是洛沙平的脱甲基代谢物，通过抑制脑内突触前膜对去甲肾上腺素的重摄取产生较强的抗抑郁作用，临床上用作抗抑郁药。其代谢产物 7 – 羟基阿莫沙平和**8 – 羟基阿莫沙平**均有抗抑郁活性。

19. 利培酮是运用**骈合原理**设计的非经典抗精神病药物。

20. 利培酮口服吸收完全，在肝脏受 CYP2D6 酶催化，生成帕利哌酮和 N – 去烃基衍生物，均具有抗精神病活性。原药的半衰期只有 3 小时，但主要活性代谢物帕利哌酮的半衰期长达**24 小时**。

21. **帕利哌酮**是利培酮的活性代谢物，虽然该药存在手性中心，但药用为外消旋体。

22. 氯米帕明是在丙米嗪 2 位引入氯原子的抗抑郁药物，具有起效快的特点，它同时还能抗焦虑；它在肝脏代谢生成活性的代谢产物**去甲氯米帕明**，其血药浓度是原药的 2 倍，亦具有抑制去甲肾上腺素重摄取的作用。

23. 采用生物电子等排体原理，将二苯并氮䓬药物丙米嗪的氮原子以碳原子取代，并通过双键与侧链相连，便形成二苯并环庚二烯类抗抑郁药。其代表药物是**阿米替林**。

24. 阿米替林具有**双苯并稠环共轭体系**并且侧链含有脂肪族叔胺结构，对日光较敏感，易被氧化，故需避光保存。

25. 在二苯并环庚二烯环中的碳原子用氧原子取代得到二苯并噁嗪结构，其代表药物是**多塞平**。

26. 舍曲林口服生物利用度范围是 20% ~ 36%，**食物**能促进其口服吸收，提高生物利用度。

27. 舍曲林在肠和肝脏中由 CYP3A4 代谢成**4 - 去甲基化**和其他代谢产物。

28. 艾司西酞普兰的抗抑郁活性为西酞普兰的**2 倍**，是 R 对映体活性的至少 27 倍。

29. 帕罗西汀（paroxetine）包含两个手性中心，市售帕罗西汀的构型是（-）-（3S，4R）-异构体。生物利用度不受抗酸药物或食物的影响。约 10 天后达到稳态浓度，稳态时帕罗西汀可因为其代谢酶 CYP2D6 具有饱和性而显示出**非线性的药动学特征**。

30. 吗啡是具有菲环结构的生物碱，是由 5 个环稠合而成的复杂立体结构，含有 5 个手性中心，5 个手性中心分别为**5R，6S，9R，13S，14R**。

31. 五个环稠合的方式为：B/C 环呈顺式，C/D 环呈顺式，C/E 环呈反式，这样的稠合方式使吗啡环的立体构象呈**T 型**。

32. 有效的吗啡构型是**左旋吗啡**，其水溶液的 $[\alpha]$ −98°。而右旋吗啡则完全没有镇痛及其他生理活性。

33. 吗啡结构的 3 位是具有弱酸性的酚羟基，17 位是碱性的 4 – 甲基叔胺，因此，吗啡具有**酸碱两性**。

34. 吗啡及其盐类的化学性质不稳定，在光照下即能被空气氧化变质，这与吗啡具有**苯酚结构**有关。

35. 吗啡氧化可生成伪吗啡和**4 – 氧化吗啡**。

36. 伪吗啡亦称**双吗啡**，是吗啡的二聚物，毒性增大。故本品应避光，密封保存。

37. 吗啡结构中含有两个羟基，在体内**羟基发生第Ⅱ相生物结合反应**为其主要代谢途径。代谢时，3 位酚羟基既可以发生葡萄糖醛酸结合，也可以发生硫酸化结合。

38. 哌替啶属于 4 – 苯基哌啶类结构的镇痛药，其结构可以看作仅**保留吗啡 A 环和 D 环的类似物**。

39. 去甲基哌替啶体内消除很慢，易蓄积产生中枢毒性，引发**癫痫**。

40. 在 4 - 苯基哌啶类结构中，哌啶环的 4 位引入苯基氨基，氮原子上丙酰化得到 4 - 苯氨基哌啶类结构镇痛药，代表药物是**芬太尼**，亲脂性高，易于通过血 - 脑屏障，起效快，作用强，镇痛作用为吗啡的80 ~ 100 倍。

41. 将芬太尼分子中的苯基以极性乙基四氮唑取代得到**阿芬太尼**，因为其 pK_a（6.5）较低，在生理条件下，更易透过血 - 脑屏障。将芬太尼分子中的苯基以噻吩替代，得到舒芬太尼，镇痛作用强，安全性好，治疗指数高，作用发生快，持续时间短，临床用作辅助麻醉的药物。

42. 将芬太尼分子中的苯基以羧酸酯替代得到属于前体药物的**瑞芬太尼**。具有起效快，维持时间短，在体内迅速被非特异性酯酶生成无活性的羧酸衍生物，无累积性阿片样效应。临床用于诱导和维持全身麻醉期间止痛、插管和手术切口止痛。

43. 氨基酮类药物可以看作是仅保留吗啡结构中 A 环的类似物，也可以被称为二苯基庚酮类或苯基丙胺类，为高度柔性的开链吗啡类似物。其代表药物是**美沙酮**。

44. **布桂嗪**又名强痛定，是阿片受体的激动－拮抗剂。本品镇痛作用约为吗啡的 1/3，显效速度快，一般注射后 10 分钟起效。临床上用于各种疼痛，如神经痛、手术后疼痛、腰痛、灼烧后疼痛、排尿痛及肿瘤痛。偶有恶心或头晕、困倦等，停药后即消失，连续使用本品可致耐受和成瘾，故不可滥用。

历年考题

【A 型题】1. 根据药物作用机制分析，下列药物作用属于非特异性作用机制的是（　　）

A. 阿托品阻断 M 受体而缓解肠胃平滑肌痉挛

B. 阿司匹林抑制环氧酶而解热镇痛

C. 硝苯地平阻断 Ca^{2+} 通道而降血压

D. 氢氯噻嗪抑制肾小管 Na^+ – Cl^- 转运体产生利尿作用

E. 碳酸氢钠碱化尿液而促进弱酸性药物的排泄

【考点提示】E。阿托品阻断 M 受体而缓解肠胃平滑肌痉挛是作用于受体；阿司匹林抑制环氧酶而解热镇痛是影响酶的活性；硝苯地平阻断 Ca^{2+} 通道而降血压是影响细胞膜离子通道；氢氯噻嗪抑制肾小管 Na^+ – Cl^- 转运体产生利尿作用是影响生理活性物质及其转运体；

碳酸氢钠碱化尿液而促进弱酸性药物的排泄是非特异性作用。

【A 型题】2. 属于阿司匹林不良反应的是(　　)

　　A. 嗜睡　　　　　　　　B. 心动过速
　　C. 呼吸抑制　　　　　　D. 凝血障碍
　　E. 戒断症状

【考点提示】D。阿司匹林通常不改变白细胞和血小板的数量及血细胞比容、血红蛋白的含量。但长期应用阿司匹林可导致缺铁性贫血。

【A 型题】3. 阿司匹林可以用三氯化铁鉴别的原理是(　　)

　　A. 三氯化铁被还原而显色
　　B. 阿司匹林被氧化而显色
　　C. 阿司匹林与三价铁配位而显色
　　D. 阿司匹林水解产物水杨酸与三价铁配位而显色
　　E. 阿司匹林水解产物水杨酸被氧化而显色

【考点提示】D。阿司匹林的酯键水解，生成水杨酸，再与 Fe^{3+} 发生呈色反应。

【B型题】(4~6题共用选项)

　　A. 氟西汀　　　　　　　B. 艾司佐匹克隆

　　C. 艾司唑仑　　　　　　D. 齐拉西酮

　　E. 美沙酮

　　4. 口服吸收好，生物利用率高，属于5-羟色胺摄取抑制的抗抑郁药是(　　)

　　5. 因左旋体引起不良反应，而以右旋体上市，具有短效催眠作用的药物是(　　)

　　6. 可用于阿片类成瘾替代治疗的氨基酮类药物是(　　)

　　【考点提示】A、B、E。氟西汀为选择性地抑制中枢神经系统对5-HT的再吸收，延长和增加5-HT的作用，为较强的抗抑郁药。氟西汀的口服吸收良好，生物利用度为100%，$t_{1/2}$为70小时。佐匹克隆结构中含有一个手性中心，右旋异构体为艾司佐匹克隆，具有很好的短效催眠作用，而左旋体无活性且易引起毒副作用。氨基酮类代表药品为美沙酮。美沙酮系合成的阿片类镇痛药，其作用维持时间长，成瘾潜力小，且口服吸收好。是目前用作阿片类药物如海洛因依赖性患者替代递减治疗的主要药物。

【B 型题】（7~9 题共用选项）

A. 激烈疼痛   B. 帕金森病

C. 癫痫小发作   D. 精神分裂症

E. 风湿性关节炎

7. 丙戊酸钠的临床应用是（ ）

8. 芬太尼的临床应用是（ ）

9. 吲哚美辛的临床应用是（ ）

【考点提示】C、A、E。丙戊酸钠主要用于单纯或复杂失神发作、肌阵挛发作，大发作的单药或合并用药治疗，有时对复杂部分发作也有一定疗效。芬太尼适用于各种疼痛及外科、妇科等手术后和手术过程中的镇痛；也用于防止或减轻手术后出现的谵妄；还可与麻醉药合用，作为麻醉辅助用药；与氟哌利多配伍制成"安定镇痛剂"，用于大面积换药及进行小手术的镇痛。吲哚美辛用于解热、缓解炎性疼痛作用明显，故可用于急、慢性风湿性关节炎，痛风性关节炎及癌性疼痛（西药类癌痛药）；也可用于滑囊炎、腱鞘炎及关节囊炎等；能抗血小板聚集，故可防止血栓形成，但疗效不如乙酰水杨酸；治疗 Behcet 综合征，退热效果好；用于 Batter 综合征，疗效尤为显著；用于胆绞痛、输尿管结石引起的绞痛有效；对偏头痛也有一定疗效，也可用于月经痛。

【X 型题】10. 地西泮的药理作用有（　　　）

A. 抗焦虑　　　　　　　　B. 镇静

C. 催眠　　　　　　　　　D. 抗抑郁

E. 抗癫痫

【考点提示】ABCE。地西泮的药理作用：①焦虑症及各种功能性神经症。②失眠，尤对焦虑性失眠疗效极佳。③癫痫：可与其他抗癫痫药合用，治疗癫痫大发作或小发作，控制癫痫持续状态时应静脉注射。④各种原因引起的惊厥，如子痫、破伤风、小儿高烧惊厥等。⑤脑血管意外或脊髓损伤性中枢性肌强直或腰肌劳损、内镜检查等所致肌肉痉挛。⑥其他：偏头痛、肌紧张性头痛、呃逆、炎症引起的反射性肌肉痉挛、惊恐症、酒精戒断综合征，还可治疗家族性、老年性和特发性震颤，可用于麻醉前给药。

第二节　解热、镇痛、抗炎药及抗痛风药

📖 必背采分点

1. 解热、镇痛药主要有水杨酸类和**乙酰苯胺类**。

2. 水杨酸类解热、镇痛药物主要有**阿司匹林**、贝

诺酯。

3. 阿司匹林分子中含有**羧基**而呈弱酸性。

4. 阿司匹林为**环氧化酶的不可逆抑制剂**，可以使 COX 发生乙酰化反应而失去活性，从而阻断前列腺素等内源性致热致炎物质的生物合成，起到解热、镇痛、抗炎的作用。

5. 乙酰苯胺类解热、镇痛药物主要是对乙酰氨基酚，又名为**扑热息痛**。

6. 大剂量服用对乙酰氨基酚后，乙酰亚胺醌可耗竭肝内储存的**谷胱甘肽**，进而与某些肝脏蛋白的巯基结合形成共价加成物，引起肝坏死。

7. **贝诺酯**为对乙酰氨基酚与阿司匹林形成的酯的前药，相对地胃肠道反应小，在体内水解成原药，具有解热、镇痛及抗炎作用。

8. 非甾体抗炎药按含有的药效团分为**羧酸类和非羧酸类**两大类。

9. 含有羧酸药效团的非甾体抗炎药物主要有**芳基乙酸类药物和芳基丙酸类药物**。

10. 芳基乙酸类药物的代表药物之一是含吲哚乙酸结构的**吲哚美辛**。

11. 吲哚美辛 2 位的甲基取代基会产生立体排斥作用，可使**4 – 芳酰基**与甲氧基苯环处于同侧的优势构象，加强了与受体的作用。

12. 利用电子等排原理，将吲哚环上的 − N − 换成 − CH − 得到茚类衍生物，得到了**舒林酸**。

13. 舒林酸有几何异构，药用顺式体（Z），可保证亚磺酰苯基与茚的苯环在**同侧**。

14. **双氯芬酸**是芳基乙酸类药物中具有标志性的代表药物，抗炎、镇痛和解热作用很强。

15. 芳基丙酸类药物是在芳基乙酸的 α − 碳原子上引入甲基得到的，代表药物是**布洛芬**，甲基的引入限制了羧基的自由旋转，使其保持适合与受体或酶结合的构象，提高消炎作用，且毒性也有所降低。

16. 含有 1, 2 − 苯并噻嗪结构的抗炎药被称为昔康类，其分子含有**烯醇结构药效团**。

17. 结构与活性关系研究表明，R_1 为甲基时，活性最强，而 R 则可以是芳核或芳杂环。昔康类药物多显酸性，其 pK_a 值在 4～6 之间，酸性来自于**烯醇结构**。

18. R 为芳杂环取代时酸性增强，且更有利于电荷分散而稳定。该类药物有**吡罗昔康**，又名炎痛昔康，口服给药后的 $t_{1/2}$ 平均为 50 小时，由于半衰期较长，一次给药即可维持 24 小时的血药浓度相对稳定，多次给药易致蓄积。

19. 昔布类是一类**选择性的 COX − 2 抑制剂**。

20. 丙磺舒抑制尿酸盐在近曲小管的主动重吸收，增加尿酸的排泄而降低血中尿酸盐的浓度，可缓解或防止**尿酸盐结晶**的生成，减少关节的损伤，亦可促进已形成的尿酸盐的溶解。无抗炎镇痛作用，用于慢性痛风的治疗。

21. 别嘌醇是通过抑制**黄嘌呤氧化酶**来抑制尿酸生成的药物，口服后在胃肠道内吸收完全，$t_{1/2}$ 为 14 ~ 28 小时，由肾脏排出。

22. 别嘌醇经肝脏代谢，约有 70% 的量代谢为有活性的**别黄嘌呤**。

23. **非布索坦**为新型的黄嘌呤氧化酶抑制剂，对黄嘌呤氧化酶具有高度的选择性，并对氧化型和还原型均有显著的抑制作用。

24. 非布索坦口服吸收完全，给药后 0.7 ~ 1.3 小时血药浓度达到峰值，半衰期 2 ~ 8 小时，大部分药物以**游离态**存在于体内，给药剂量的 30% 以原药形式经肾脏排出。药物主要经肝脏代谢，不同程度的肾功能状况对药物代谢动力学参数没有影响。

25. 苯溴马隆属**苯并呋喃衍生物**，为促尿酸排泄药，作用机制主要是通过抑制肾小管对尿酸的重吸收，从而降低血中尿酸浓度。

历年考题

【A 型题】1. 关于对乙酰氨基酚的说法错误的是(　　)

　A. 对乙酰氨基酚分子中含有酰胺键，正常贮存条件下易发生水解变质

　B. 对乙酰氨基酚在体内代谢可产生乙酰亚胺酮，引起肾毒性和肝毒性

　C. 大量服用对乙酰氨基酚引起中毒时，可用谷胱氨肽或乙酰半胱氨酸解毒

　D. 对乙酰氨基酚在体内主要与葡萄糖醛酸或硫酸结合，从肾脏排泄

　E. 可与阿司匹林成前药

【考点提示】A。对乙酰氨基酚分子中含有酰胺键，正常贮存条件相对稳定。贮藏不当时可发生水解。

【A 型题】2. 通过抑制黄嘌呤氧化酶减少尿酸生成的抗痛风药物是(　　)

　A. 秋水仙碱　　　　　B. 丙磺舒

　C. 别嘌呤　　　　　　D. 苯溴马隆

　E. 布洛芬

【考点提示】C。别嘌呤是通过抑制黄嘌呤氧化酶来抑制尿酸生成的药物。

第三节　呼吸系统疾病用药

必背采分点

1. 茶碱口服易吸收，吸收程度视剂型而异。吸收后，在肝中被 P450 酶系统代谢，**8 位氧化成羟基化物**从尿中排泄。

2. 可待因系吗啡的 3 位甲醚衍生物，对**延脑的咳嗽中枢**有直接抑制作用，其镇咳作用强而迅速，类似吗啡。镇痛作用弱于吗啡。口服后迅速吸收，体内代谢在肝脏进行。

3. 约有 8% 的可待因代谢后生成**吗啡**，可产生成瘾性，仍需对其的使用加强管理；其他代谢物有 4 - 去甲可待因、去甲吗啡和氢化可待因。可待因及代谢产物以葡萄糖醛酸结合物的形式从尿中排出。

4. 右美沙芬具有吗啡喃的基本结构，通过抑制**延髓咳嗽中枢**而发挥中枢性镇咳作用。其镇咳强度与可待因相等或略强。主要用于治疗干咳，本药无镇痛作用。

5. 右美沙芬在胃肠道迅速吸收，在肝脏代谢，主要为 3 - 甲氧吗啡烷、**3 - 羟基 - 17 - 甲吗啡烷**及 3 - 羟吗啡烷三种代谢产物。由肾脏排泄，包括原形物和脱甲基代谢物等。其对映体左旋美沙芬无镇咳作用，却有镇痛作用。

6. 祛痰药主要有溴己新、**氨溴索**、乙酰半胱氨酸和羧甲司坦。

7. 溴己新可降低痰液的黏稠性，用于支气管炎和呼吸道疾病。口服易吸收，溴己新分子在体内可发生环己烷羟基化、4 – 去甲基的代谢得到活性代谢物**氨溴索**。

8. 氨溴索口服吸收迅速，生物利用度为 70% ~ 80%。**0.5 ~ 3 小时**血药浓度达到峰值，半衰期约 7 小时。

9. 氨溴索能增加呼吸道黏膜浆液腺的分泌，减少黏液腺分泌，减少和断裂痰液中的**黏多糖纤维**，使痰液黏度降低，痰液变薄，易于咳出。

10. 羧甲司坦为半胱氨酸的类似物，用作**黏痰调节剂**。

11. 羧甲司坦主要在细胞水平影响支气管腺体的分泌，使低黏度的唾液黏蛋白分泌增加，而高黏度的岩藻黏蛋白产生减少，因而使痰液的黏滞性降低，易于咳出。该药物的**巯基不是游离的**，其作用机制与乙酰半胱氨酸也不同。

12. 市售的沙丁胺醇是**外消旋体**，常用其硫酸盐。

13. 氨茶碱是**茶碱与乙二胺的复盐**，含茶碱77% ~ 83%。药理作用主要来自茶碱。乙二胺增加其水溶性，可作为注射剂使用。本品用于支气管哮喘、哮喘性支气管炎、阻塞性肺气肿和心源性哮喘等疾病。

14. 将异丙肾上腺素分子中的邻二羟基改为间二羟基得到**特布他林**，对气管 β_2 受体选择性较高，对心脏 β_2 受体的作用仅为异丙肾上腺素的1/100。

15. 福莫特罗（formoterol）含有 3′–甲酰氨基 –4′–羟基苯环及烷氧苯乙基的脂溶性结构。虽然其脂溶性比沙美特罗**略小**，但作用持续时间相同（12 小时），亦属于长效的 β_2 受体激动剂。

16. 影响白三烯的药物主要有**孟鲁司特**、**扎鲁司特**、曲尼司特、普仑司特、齐留通、色甘酸钠。

17. 普仑司特为白三烯（LTs）受体拮抗药，为新型抗哮喘药，可选择性结合白三烯 LTC4、白三烯 LTD4、白三烯 LTE4 受体，其中对**LTD4 和 LTE4** 受体的亲和力比 LTC4 受体的更高。对乙酰胆碱、组胺及 5 – 羟色胺受体无拮抗作用。

18. 齐留通是**4 – 羟基脲类 5 – 脂氧酶抑制剂**，其两个对映体活性相同，N – 羟基脲是活性基团，而苯并噻吩部分则是提供亲脂性，齐留通口服吸收迅速，在血浆中蛋白结合率为93%，其代谢主要在肝脏，主要产物为无活性的葡萄糖醛酸苷化物，少于 0.5% 的 N - 脱羟基物，葡萄糖醛酸苷化有立体选择性，(S) - 异构体代谢和消除迅速。

19. 色甘酸钠是肥大细胞的稳定剂，其为含有凯琳结构的苯并吡喃的双色酮，两个色酮对于活性来说是必需的，且必须保持共平面，失去其平面性，就失去活性，连接两个色酮的碳链不应超过**6 个碳**，色甘酸钠在肺部的吸收约为 8%，在眼部约为 0.07%，在胃肠道为1%，这也是采用气雾剂的原因。

20. 目前用作平喘药的有异丙托溴铵和噻托溴铵。这两个药物分子中含有**季胺药效团**，可有效防止该类药物进入中枢神经系统，减少对中枢的作用。

21. 噻托溴铵为将东莨菪碱季铵化，并将其托品酸改造为**二噻吩酚羟基乙酸**而衍生出的药物。

22. 异丙托溴铵是**将阿托品季铵化**得到的盐。

23. 二羟丙茶碱为茶碱 7 位二羟丙基取代的衍生物。但在体内不能被代谢成茶碱，其药理作用与茶碱类似，但平喘作用比茶碱稍弱，心脏兴奋作用仅为氨茶碱的0.05 ~ 0.10 倍。对心脏和神经系统的影响较小，尤适用于**伴心动过速的哮喘患者**。

24. 丙酸倍氯米松吸入后迅速自肺吸收，生物利用度为 10% ~ 25%，可有部分残留在口腔，其中 75% 咽下后，经**胃肠道**吸收。

25. 丙酸倍氯米松主要在肝部代谢，也可在胃肠道和肺部等组织代谢。通过酶迅速地水解成有一些活性的单丙酸酯，然后继续水解成实际上没有活性的**倍氯米松**。

26. 多索茶碱是**甲基黄嘌呤**的衍生物，可直接作用于支气管，松弛支气管平滑肌。

27. 磷酸二酯酶抑制剂平喘药主要有茶碱、**氨茶碱**、二羟丙茶碱、多索茶碱。

28. 茶碱为黄嘌呤衍生物，茶碱的 pK_a（HA）为 8.6，pK_a（HB^+）为 3.5。茶碱的化学结构与咖啡因的相似，虽然均能抑制磷酸二酯酶（PDE）的活性，进而减少 cAMP 的分解，增加 cAMP 的含量，但主要用途和作用不同，咖啡因主要用于中枢兴奋，而茶碱用于**控制哮喘**。

历年考题

【A型题】1. 属于糖皮质激素类平喘药的是（　　）

A. 茶碱　　　　　　　B. 布地奈德

C. 噻托溴铵　　　　　D. 孟鲁司特

E. 沙丁胺醇

【考点提示】B。用于控制哮喘症状的糖皮质激素药物主要有倍氯米松、氟替卡松和布地奈德。

【A型题】2. 通过稳定肥大细胞膜而预防各型哮喘发作的是( )

　　A. 沙丁胺醇　　　　　　B. 扎鲁司特

　　C. 噻托溴铵　　　　　　D. 齐留通

　　E. 色甘酸钠

【考点提示】E。色甘酸钠是肥大细胞的稳定剂。主要用于预防支气管哮喘。

【A型题】3. 属于糖皮质激素的平喘药是( )

　　A. 茶碱　　　　　　　　B. 丙酸氟替卡松

　　C. 异丙托溴铵　　　　　D. 孟鲁司特

　　E. 沙美特罗

【考点提示】B。用于控制哮喘症状的糖皮质激素药物主要有倍氯米松、氟替卡松和布地奈德。丙酸氟替卡松的分子结构中存在17位β羧酸的衍生物。由于仅17位β羧酸酯衍生物具有活性，而β羧酸衍生物不具活性，故丙酸氟替卡松经水解可失活，能避免皮质激素的全身作用。丙酸氟替卡松的上述性质，使其具有气道局部较高的抗炎活性和较少的全身副作用，成为治疗哮喘的吸入药物。

【A 型题】4. 通过激动 β_2 受体发挥平喘作用的药物是（　　）

    A. 氨茶碱　　　　　　　B. 沙丁胺醇

    C. 异丙阿托品　　　　　D. 色甘酸钠

    E. 二丙酸倍氯米松

【考点提示】B。将异丙肾上腺素苯核 3 位的酚羟基用羟甲基取代，N 原子上的异丙基用叔丁基取代，得到沙丁胺醇，其化学稳定性增加，β_2 受体的选择性增强。

【B 型题】（5 ~ 6 题共用选项）

    A. 克伦特罗　　　　　　B. 色甘酸钠

    C. 可待因　　　　　　　D. 氨茶碱

    E. 二丙酸倍氯米松

5. 治疗无痰干咳宜选用的药物是（　　）

6. 仅用于预防支气管哮喘发作宜选用的药物是（　　）

【考点提示】C、B。镇咳药按作用部位分为中枢性镇咳药和外周镇咳药，中枢性镇咳药可直接抑制延脑咳嗽中枢产生镇咳作用，多为吗啡的类似物，作用于阿片受体，具有成瘾性，属特殊管理药品。主要代表药物是可待因和右美沙芬。色甘酸钠粉雾剂用于预防和治疗支气管哮喘、过敏性哮喘及过敏性鼻炎。

第四节 消化系统疾病用药

必背采分点

1. H_2 受体拮抗剂都具有两个药效团：具碱性的**芳环结构和平面的极性基团**。

2. 雷尼替丁含有呋喃核，氢键键合的极性药效团是**二氨基硝基乙烯**，为反式体，顺式体无活性，雷尼替丁的 pK_a 值为 2.3，8.2。

3. 雷尼替丁在胃肠道迅速被吸收，**2～3 小时**达到高峰。约 50% 发生首过效应。肌注的生物利用度为 90%～100%。

4. 西咪替丁的化学结构由**咪唑五元环**、含硫醚的四原子链和末端取代胍三个部分构成。

5. 西咪替丁饱和水溶液呈**弱碱性**，有 A、B、C、Z、H 等多种晶型，这些不同晶型的产品物理常数不同。

6. 西咪替丁分子具有较大的极性，脂水分配系数**小**。

7. 西咪替丁分子 pKa 值 6.8，在酸性条件下，主要以**质子化形式**存在。

8. 西咪替丁分子口服吸收良好，药物口服吸收后，在肝脏经过首过效应，生物利用度为静脉注射量的50%。服用药物的大部分以原形随尿排出。服药后 2 小时排出剂量的 40% ~ 50%。主要代谢产物为**硫氧化物**，也有少量咪唑环上甲基被氧化为羟甲基化合物。

9. 尼扎替丁的结构与雷尼替丁极其相似，差异之处仅是把雷尼替丁的呋喃环换成了**噻唑环**，其侧链完全相同。为强效组胺 H_2 受体拮抗剂，生物利用度超过 90%。

10. 罗沙替丁是用**哌啶甲苯环**代替了在雷尼替丁、法莫替丁、尼扎替丁和西咪替丁结构中的五元碱性芳杂环。

11. 质子泵抑制剂抗溃疡药物的分子由吡啶环、**亚磺酰基**、苯并咪唑环三个部分组成。

12. 质子泵抑制剂抗溃疡药主要代表药物有奥美拉唑、兰索拉唑、**泮托拉唑**和雷贝拉唑钠等。

13. 奥美拉唑具有弱碱性和弱酸性，**稳定性**较差，需低温避光保存。

14. 奥美拉唑分子具较弱的碱性，可集中于强酸性的壁细胞泌酸小管口，在酸质子对苯并咪唑环上 N 原子的催化下，通过发生重排、共价结合和解除结合等一系列的反应，称为奥美拉唑循环或**前药循环**，而发挥作用。

15. 奥美拉唑的 S 和 R 两种光学异构体疗效一致。但**药物代谢选择性**却有所区别。

16. 奥美拉唑（-）-（S）-异构体称为**埃索美拉唑**，现已上市，埃索美拉唑在体内的代谢更慢，并且经体内循环更易重复生成，导致血药浓度更高，维持时间更长，其疗效和作用时间都优于奥美拉唑。

17. 兰索拉唑的结构与**奥美拉唑**相似，区别在于苯并咪唑环上的苯环上无取代，而吡啶环上的 4 位上引入了三氟乙氧基。

18. 兰索拉唑口服可快速吸收，**1.5 小时**可达血药浓度峰值，生物利用度可超过 80%。

19. 泮托拉唑结构特征为**苯并咪唑的 5 位上有二氟甲氧基**，泮托拉唑的结构与奥美拉唑相比较，在苯并咪唑和吡啶两个环系上的取代基都有不同。

20. 泮托拉唑具有两个手性异构体。在体内可发生右旋体向左旋体的单方向构型转化，转化率为 28.1%。而且两对映体在药代动力学上存在**立体选择性差异**。

21. 雷贝拉唑钠是苯并咪唑类质子泵抑制剂，是在兰索拉唑的基础上发展起来的，不同之处只是在吡啶环上的 4 位延长了**侧链**。

22. 托品醇部分有 3 个手性碳原子 C1、C3 和 C5，由于分子结构的对称性而无旋光性，为**内消旋物**。

23. 托品醇有两种稳定构象，分别为**椅式和船式**，二者互为平衡。

24. 莨菪生物碱类代表药物有**阿托品**、东莨菪碱、山莨菪碱和丁溴东莨菪碱及后马托品。临床使用的颠茄片是从茄科植物中提取的颠茄浸膏压制成片。

25. 阿托品是**外消旋**的莨菪碱。

26. 后马托品由托品醇与羟基苯乙酸成酯。本品比阿托品作用**快而弱**，持续时间短。

27. 甲氧氯普胺结构与**普鲁卡因胺**类似，均为苯甲酰胺的类似物，但无局部麻醉和抗心律失常的作用。

28. **甲氧氯普胺**系中枢性和外周性多巴胺 D_2 受体拮抗剂，具有促动力作用和止吐的作用，是第一个用于临床的促动力药，本品有中枢神经系统的副作用（锥体外系症状），常见嗜睡和倦怠。

29. 多潘立酮为较强的外周性多巴胺 D_2 受体拮抗剂，极性较大，不能透过**血－脑屏障**，故较少有甲氧氯普胺中枢神经系统的副作用（锥体外系症状），其**止吐**活性也较甲氧氯普胺小。

30. 多潘立酮的蛋白结合率为 90%，消除的半衰期为 7.5 小时，多潘立酮几乎全部在**肝内**代谢，经 CYP3A4 代谢生成 N － 去烃基化物。经 CYP3A4、

CYP1A2 和 CYP2E1 代谢生成羟基化物。其代谢物基本无活性。

31. 伊托必利是一种具有阻断多巴胺 D_2 受体活性和抑制**乙酰胆碱酯酶活性**的促胃肠动力药物，其在中枢神经系统分布少，无致室性心律失常作用及其他严重药物不良反应和实验室异常，在相当于 30 倍西沙必利的剂量下不导致 Q‑T 间期延长和室性心律失常。

32. 莫沙必利为新型胃动力药物，由于从分子结构上进行了优化，克服了西沙必利的**心脏副作用**，无导致 Q‑T 间期延长和室性心律失常作用。

历年考题

【A 型题】1. 属于肝药酶抑制剂的药物是(　　)

    A. 苯巴比妥　　　　　　B. 螺内酯

    C. 苯妥英钠　　　　　　D. 西咪替丁

    E. 卡马西平

【考点提示】D。苯妥英钠、苯巴比妥、卡马西平都是诱导剂，西咪替丁是抑制剂。

【A 型题】2. 通过阻断 5‑HT_3 受体而发挥止吐作用的药物是(　　)

    A. 氯丙嗪　　　　　　　B. 昂丹司琼

C. 多潘立酮　　　　　　　D. 西沙必利

E. 乳果糖

【考点提示】B。通过拮抗 5－HT$_3$ 受体的止吐药已经成为抗肿瘤治疗中辅助使用的止吐药，主要有昂丹司琼、格拉司琼、托烷司琼、帕洛诺司琼和阿扎司琼等。

【B 型题】(3~4 题共用选项)

A. 新斯的明　　　　　　　B. 阿托品

C. 多巴胺　　　　　　　　D. 异丙肾上腺素

E. 酚妥拉明

3. 解救有机磷农药中毒选用的药物是(　　)

4. 治疗伴有尿量减少的休克宜选用的药物是(　　)

【考点提示】B、C。阿托品用于抢救感染中毒性休克、有机磷农药中毒、缓解内脏绞痛、麻醉前给药及减少支气管黏液分泌等治疗。多巴胺适用于心肌梗死、创伤、内毒素败血症、心脏手术、肾功能衰竭、充血性心力衰竭等引起的休克综合征；补充血容量后休克仍不能纠正者，尤其有少尿及周围血管阻力正常或较低的休克。由于该品可增加心排血量，也用于洋地黄和利尿剂无效的心功能不全。

【B 型题】（5～7 题共用选项）

　　A. 氢氯噻嗪　　　　　　B. 呋塞米

　　C. 螺内酯　　　　　　　D. 乙酰唑胺

　　E. 甘露醇

　5. 抑制髓袢升支粗段的 $Na-K-2Cl$ 同向转运系统的药物是（　　）

　6. 具有抗利尿作用的药物是（　　）

　7. 具有渗透性利尿作用的药物是（　　）

【考点提示】B、A、E。至于呋塞米抑制肾小管髓袢升支厚壁段重吸收 Cl^- 的机制，认为该部位存在氯泵，研究表明该部位基底膜外侧存在与 Na^+-K^+-ATP 酶有关的 Na^+、Cl^- 配对转运系统，呋塞米通过抑制该系统功能而减少 Na^+、Cl^- 的重吸收。氢氯噻嗪片是利尿类降压药。甘露醇在医药上是良好的利尿剂，降低颅内压、眼内压，用作治疗肾药、脱水药、食糖代用品，也用作药片的赋形剂及固体、液体的稀释剂。甘露醇注射液作为高渗降压药，是临床抢救特别是脑部疾患抢救常用的一种药，具有降低颅内压药物所要求的降压快、疗效准确的特点。

【X 型题】8. 促肠胃运动药有（　　）

　　A. 米索前列醇　　　　　B. 溴己胺

C. 甲氧氯普胺　　　　　　D. 多潘立酮

E. 奥美拉唑

【考点提示】CD。胃复安（甲氧氯普胺）属片剂，是止吐药。本品可用于因脑部肿瘤手术、肿瘤的放疗及化疗、脑外伤后遗症、急性颅脑损伤及药物所引起的呕吐。对于胃胀气性消化不良、食欲不振、嗳气、恶心、呕吐也有较好的疗效。多潘立酮片可用于：①由胃排空延缓、胃食道反流、食道炎引起的消化不良症。上腹部胀闷感、腹胀、上腹疼痛；嗳气、肠胃胀气；恶心、呕吐；口中带有或不带有反流胃内容物的胃烧灼感。②功能性、器质性、感染性、饮食性、放射性治疗或化疗所引起的恶心、呕吐。用多巴胺受体激动剂（如左旋多巴、溴隐亭等）治疗帕金森病所引起的恶心和呕吐，为本品的特效适应证。

第五节　循环系统疾病用药

必背采分点

1. 抗心律失常药物在临床上主要使用钠、**钾通道阻滞剂**和 β 受体拮抗剂。

2. 根据对钠离子通道阻滞程度的不同，钠通道阻滞

剂分为 **IA**、**IB**、**IC** 三类。

3. IA 类抗心律失常药对钠离子通道具有**适度**的阻滞能力。奎尼丁（quinidine）是 IA 类抗心律失常药。

4. 奎尼丁是从金鸡纳树皮中提炼出来的生物碱，是抗疟药物奎宁（quinine）的立体异构体。奎尼丁分子中有两个氮原子，其中，**喹啉环上氮原子**碱性强，可制成硫酸盐、葡萄糖酸盐、聚半乳糖醛酸盐等，口服用药易吸收。

5. IB 类抗心律失常药对钠离子通道具有**轻度**的阻滞能力。

6. 美西律是 IB 类抗心律失常药，美西律的化学结构与**利多卡因**类似，以醚键代替了利多卡因的酰胺键，稳定性更好。

7. 美西律抗心律失常的作用和局部麻醉作用与利多卡因相同。主要用于急、慢性心律失常，如室性早搏，室性心动过速，心室纤颤及**洋地黄中毒**引起的心律失常。

8. 美西律在肝内代谢较慢，代谢物经**肾脏**排出。

9. 美西律疗效及不良反应与**血药浓度**相关。

10. IC 类抗心律失常药对钠离子通道具有**强大**的阻滞能力，能减低去极化最大速率，对动作电位时程无影响。

11. 普罗帕酮（propafenone）是 IC 类抗心律失常药，具有**R、S 两个旋光异构体**，它们在药效和药动学方面存在着显著的差异。

12. 胺碘酮为**钾通道阻滞剂**代表性药物，能选择性地扩张冠状血管，增加冠脉血流量，减少心肌耗氧量，减慢心律。

13. 胺碘酮主要代谢物为**N－脱乙基胺碘酮**，也具有相似的电生理活性，延长心肌动作电位时程和有效不应期。

14. 胺碘酮结构与甲状腺素类似，含有**碘原子**，可影响甲状腺素代谢。

15. β 受体拮抗剂药物分为两类基本结构，即**芳氧丙醇胺类**和苯乙醇胺类。

16. β 受体拮抗剂药物侧链上均含有带羟基的手性中心，该羟基在拮抗剂与受体相互结合时，通过形成**氢键**发挥作用，是关键药效团。

17. 普萘洛尔是 β 受体拮抗剂的代表药物，属于芳氧丙醇胺类结构类型的药物，芳环为**萘核**。

18. 普萘洛尔**游离碱的亲脂性**较大（脂水分配系数为 20.40），主要在肝脏代谢，因此肝损害患者慎用。

19. 美托洛尔临床应用的是其**酒石酸盐**。

20. **酒石酸盐**具有 4－甲氧乙基取代芳氧丙醇胺结

构，为选择性的 β_1 受体拮抗剂，其对 β_1、β_2 受体拮抗能力的比值约为 **3**。抑制 β_1 受体的强度与普萘洛尔相仿。

21. 比索洛尔是一种**高选择性的 β_1 受体拮抗剂**，对支气管和血管平滑肌的 β_1 受体有高亲和力，对支气管和血管平滑肌相调节代谢的 β_2 受体仅有很低的亲和力。

22. 比索洛尔通常不会影响呼吸道阻力和 β_2 受体调节的代谢效应。比索洛尔在超出治疗剂量时仍具有 **β_1 受体选择性作用**。比索洛尔无明显的负性肌力效应。

23. 索他洛尔是一种**强效非选择性** β 受体拮抗剂。索他洛尔为无内源性拟交感活性或膜稳定活性的 β 受体拮抗剂，可延长复极、动作电位时程、心房、心室、房室结和旁路的有效不应期，有明显的抗心肌缺血、提高致室颤阈值作用，并具有抗颤动和抗交感作用。

24. 拉贝洛尔是具有 α_1、β_1 和 β_2 拮抗活性的药物。分子结构中含有两个手性碳原子，临床上使用的是其**4 个立体异构体的混合物**。

25. 异构体中 S,S 和 R,S 两个异构体是无活性的；S,R 构型是 α_1 受体拮抗剂；R,R 构型为**地来洛尔**，β 受体阻断活性约为 α 受体拮抗活性的 3 倍。

26. 拉贝洛尔的优点是不产生**体位性高血压**，曾单独开发为药物上市，但不久发现它有肝脏毒性而迅速从市场撤除。而同样情况下的拉贝洛尔无肝脏毒性。目前临床应用的仍是 4 个异构体的外消旋体。

27. 硝酸甘油舌下含服能通过口腔黏膜迅速吸收，直接进入人体循环可避免**首过效应**，舌下含服后血药浓度很快达峰，1~2 分钟起效，半衰期约为 42 分钟。

28. 脱硝基的速度主要取决于谷胱甘肽的含量，谷胱甘肽的消耗可导致对本品的**快速耐受性**。

29. 硝酸异山梨酯有稳定型和不稳定型两种晶型，药用为**稳定型**。

30. 不稳定型硝酸异山梨酯在**30℃**放置数天后，即转为稳定型。

31. 硝酸酯类药物具有爆炸性，不宜以**纯品形式**放置和运输。

32. 硝酸酯类药物连续用药后会出现耐受性。耐受性的发生可能与"硝酸酯受体"中的巯基被耗竭有关，给予**硫化物还原剂**能迅速反转这一耐受现象。

33. 钙通道阻滞剂按化学结构特征可把钙通道阻滞剂分为四类：二氢吡啶类、芳烷基胺类、苯硫氮䓬和**三苯哌嗪类**。

34. **1,4 - 二氢吡啶环**是钙通道阻滞剂的必需药效团，且 N1 上不宜带有取代基，6 位为甲基取代，C4 位常为苯环，3,5 位存在羧酸酯的药效团，不同的羧酸酯结构在体内的代谢速度和部位都有较大的区别。

35. 亚硝基苯吡啶衍生物对人体极为有害，故在生产、贮存过程中均应注意**避光**。

36. 1,4 - 二氢吡啶类钙通道阻滞剂**与柚子汁**一起服用时，会产生药物 - 食物相互作用，导致其体内浓度增加。

37. 除**尼索地平**外，所有的 1,4 - 二氢吡啶类钙通道阻滞剂都经历肝首过效应，1,4 - 二氢吡啶类钙通道阻滞剂被肝脏细胞色素 P450 酶系（CYP450）氧化代谢，产生一系列失活的代谢物。

38. 硝苯地平为对称结构的二氢吡啶类药物，口服经胃肠道吸收完全，1 ~ 2 小时内达到血药浓度最大峰值，有效作用时间持续 12 小时，经肝脏代谢，硝苯地平的体内代谢物均无活性，80% 由**肾脏**排泄。

39. 硝苯地平能抑制心肌对**钙离子**的摄取，降低心肌兴奋 - 收缩偶联中 ATP 酶的活性，使心肌收缩力减弱，降低心肌耗氧量，增加冠脉血流量。

40. 尼群地平 1,4 - 二氢吡啶环上所连接的两个羧酸酯的结构不同，使其 4 位碳原子具有**手性**。目前临床用外消旋体。

41. 尼群地平为选择性作用于血管平滑肌的钙通道阻滞剂，它对血管的亲和力比对心肌大，对**冠状动脉**的选择性作用更强。

42. 非洛地平为**选择性钙离子**拮抗药，主要抑制小动脉平滑肌细胞外钙的内流，选择性扩张小动脉，对静脉无作用，不引起体位性低血压；对心肌亦无明显抑制作用。

43. 非洛地平可增加输出量和**心脏指数**，显著降低后负荷，而对心脏收缩功能、前负荷及心率无明显影响。临床用于治疗高血压，可单用或与其他降压药合用。

44. 非诺贝特与氯贝丁酯的区别有两点，一是氯贝丁酯为乙酯，而非诺贝特是异丙酯；二是氯贝丁酯分子中苯环的 4 位是氯原子，非诺贝特分子中苯环的 4 位是**4 - 氯苯甲酰基**。

45. 氨氯地平生物利用度近 100%，其吸收不受食物影响，血药浓度稳定。主要在肝脏代谢为**氧化的吡啶衍生物**，无药理活性。

46. 尼莫地平容易通过血 - 脑屏障而作用于脑血管及**神经细胞**，选择性扩张脑血管，在增加脑血流量的同时不影响脑代谢。

47. 尼莫地平具有**抗缺血**和抗血管收缩作用，能选择性地扩张脑血管，对抗脑血管痉挛，增强脑血管流量，对局部缺血有保护作用。临床用于预防和治疗蛛网膜下出血后脑血管痉挛所致的缺血性神经障碍、高血压和偏头痛等。

48. 芳烷基胺类钙通道阻滞剂的主要代表药物为**维拉帕米**，分子中含有手性碳原子，右旋体比左旋体的作用强得多。现用外消旋体。

49. 维拉帕米呈弱碱性，$pK_a = 8.6$。化学稳定性良好，不管在加热、光化学降解条件，还是酸、碱水溶液中，稳定性好。然而维拉帕米的**甲醇溶液**，经紫外线照射 2 小时后，降解 50%。

50. 维拉帕米口服吸收后，经肝脏代谢，生物利用度为 20%，维拉帕米的代谢物主要为 **N – 脱甲基化合物**，也就是去甲维拉帕米。去甲维拉帕米保持了大概 20% 母体活性，并且能够达到甚至超过母体的稳定血药浓度。

51. 苯硫氮䓬类钙通道阻滞剂主要有地尔硫䓬，分子结构中有两个手性碳原子，具有四个立体异构体，即反式 D – 和 L – 异构体，以及顺式 D – 和 L – 异构体，其中以**顺式 D – 异构体活性**最高。

52. 冠脉扩张作用对 D – 顺式异构体具**立体选择性**，临床仅用其 D – 顺式异构体。

53. 地尔硫䓬经**肝肠**循环，主要代谢途径为脱乙酰基、N – 脱甲基和 O – 脱甲基化。

54. 地尔硫䓬是高选择性的钙通道阻滞剂，具有扩张血管作用，特别是对大的**冠状动脉和侧支循环**均有较强的扩张作用。临床用于治疗冠心病中各型心绞痛，也有减缓心率的作用。

55. 基于化学结构，ACE 抑制剂可以分成三类：含巯基的 ACE 抑制剂、含二羧基的 ACE 抑制剂和**含磷酰基的 ACE 抑制剂**。

56. 所有 ACE 抑制剂都能有效地阻断血管紧张素 I 向血管紧张素 II 转化，同时都具有相似的治疗与生理作用。这些药物的主要不同之处在于它们的**作用效果和药动学参数**。

57. ACE 抑制剂可以单独使用，也可以与其他药物联合使用。ACE 抑制剂特别适用于患有充血性心力衰竭（CHF）、左心室功能紊乱（LVD）或糖尿病的**高血压**患者。

58. ACE 抑制剂最主要的副作用是**引起干咳**，其产生原因是在发挥 ACE 抑制的同时也阻断了缓激肽的分解，增加呼吸道平滑肌分泌前列腺素、慢反应物质及神经激肽 A 等刺激咽喉 – 气道的 C 受体所致。

59. 斑丘疹和味觉障碍的高发生率与卡托普利的**巯基**有关。

60. **卡托普利**是含巯基的 ACE 抑制剂的唯一代表，

分子中的巯基可有效地与酶中的锌离子结合，为关键药效团，但会产生皮疹和味觉障碍。

61. 由于巯基的存在，卡托普利易被氧化，能够发生二聚反应而形成二硫键，体内代谢有 40% ~ 50% 的药物以原药形式排泄，剩下的以二硫聚合体或卡托普利 – 半胱氨酸二硫化物形式排泄。在卡托普利分子中含有**脯氨酸片段**，也是产生药效的关键药效团。

62. 依那普利是双羧基 ACE 抑制剂药物的代表，分子中含有三个手性中心，均为**S – 构型**。

63. 依那普利是前体药物，口服给药后在体内水解代谢为**依那普利拉**。

64. 依那普利拉在小肠内，仲胺易被离子化，与邻近的羧基形成两性离子，导致其亲脂性降低和较低的口服生物利用度，口服吸收极差，只能**静脉注射**给药。

65. 赖诺普利与依那普利相比，尽管增加了一个**可离子化羧基基团**，口服活性不如依那普利，但赖诺普利的口服吸收却优于依那普利。

66. 赖诺普利和**卡托普利**是当前唯一使用的两个非前药的 ACE 抑制剂。主要用于治疗高血压，可单独应用或与其他降压药如利尿药合用；也可治疗心力衰竭，可单独应用或与强心药、利尿药合用。

67. 贝那普利是双羧基的 ACE 抑制剂药物，是一种前体药，**水解后**才具有活性。主要用于治疗高血压，可单用或与其他降压药如利尿药合用。

68. 苯氧乙酸类药物以**氯贝丁酯**为代表，其结构可分为芳基和脂肪酸两部分。结构中的羧酸或在体内可水解成羧酸的部分是该类药物具有活性的必要结构。

69. 缬沙坦可和**氨氯地平**组成复方用于治疗原发性高血压，特别是单药治疗不能充分控制血压的患者。

70. 辛伐他汀是在洛伐他汀十氢萘环的侧链上改造得到的药物，区别仅在于十氢萘环侧链上多一个**甲基取代基**，使其亲脂性略有提高，辛伐他汀的活性比洛伐他汀略高。临床上用于治疗高胆固醇血症和混合型高脂血症，也可用于冠心病和缺血性脑卒中的防治。

71. 普伐他汀比洛伐他汀具有更大的亲水性，这种亲水性增加的优点是减少了药物进入亲脂性细胞，对**肝组织**有更好的选择性，从而减少了洛伐他汀偶尔出现的副作用。临床上用于治疗高脂血症、家族性高胆固醇血症。

72. **氟伐他汀**是第一个通过全合成得到的他汀类药物。

73. 阿托伐他汀是全合成的**HMG – CoA 还原酶抑制剂**，用吡咯环替代洛伐他汀分子中的双环，具有开环的二羟基戊酸侧链。

历年考题

【A型题】1. 关于维拉帕米

(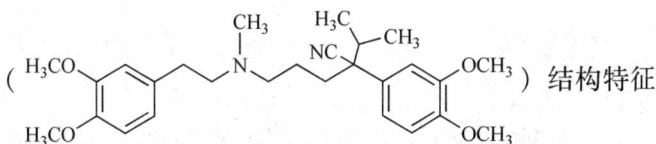) 结构特征

和作用的说法，错误的是(　　)

　　A. 属于芳烷基胺类的钙通道阻滞剂

　　B. 含有甲胺结构，易发生 N – 脱甲基化代谢

　　C. 具有碱性，易被强酸分析

　　D. 结构中含有手性碳原子，现仍用外消旋体

　　E. 通常口服给药，易被吸收

【考点提示】C。维拉帕米呈弱碱性，$pK_a = 8.6$。化学稳定性良好，不管在加热、光化学降解条件，还是酸、碱水溶液中，稳定性好。

【A型题】2. 属于 HMG – CoA 还原酶抑制剂，有内酯结构，属于前药，水解开环后有 3,5' – 二羟基羧酸的是(　　)

　　A. 普伐他汀　　　　　　　B. 氟伐他汀

　　C. 阿托伐他汀　　　　　　D. 瑞舒伐他汀

　　E. 辛伐他汀

【考点提示】E。有内酯结构、属于前药的只有辛伐他汀。

【A 型题】3. 治疗窦性心动过速宜选用的药物是(　　)

    A. 普萘洛尔   B. 溴苄铵

    C. 恩卡尼   D. 利多卡因

    E. 苯妥英钠

【考点提示】A。普萘洛尔用于治疗多种原因所致的心律失常，如房性及室性早搏（效果较好）、窦性及室上性心动过速、心房颤动等，但室性心动过速宜慎用。

【A 型题】4. 治疗鼠疫宜选用的药物是(　　)

    A. 庆大霉素   B. 青霉素

    C. 链霉素   D. 阿米卡星

    E. 奈替米星

【考点提示】C。链霉素适用于土拉菌病，或与其他抗菌药物联合用于鼠疫、性病肉芽肿、布氏杆菌病、鼠咬热，亦可与青霉素联合治疗或预防草绿色链球菌或肠球菌所致的心内膜炎。链霉素亦可与其他抗结核药物联合用于结核分枝杆菌所致的各种结核病或其他分枝杆菌感染。链霉素主要与其他抗结核药联合用于结核分枝杆菌所致各种结核病的初治病例，或其他敏感分枝杆菌感染。链霉素可单用于治疗土拉菌病或与其他抗菌药物联合用于鼠疫、腹股沟肉芽肿、布鲁菌病、鼠咬热等的治疗。链霉素亦可与青霉素或氨苄西林联合治疗草绿色链球菌或粪肠球菌所致的心内膜炎。

【A 型题】5. 主要通过增强心肌收缩力而改善心功能的药物是(　　)

  A. 卡维地洛   B. 硝酸甘油

  C. 地高辛   D. 氢氯噻嗪

  E. 依那普利

【考点提示】C。地高辛，用于各种急性和慢性心功能不全及室上性心动过速、心房颤动和扑动等。通常口服，对严重心力衰竭患者则采用静脉注射。

【A 型题】6. 通过阻断 AT 受体而用于治疗各型高血压的药物是(　　)

  A. 氯沙坦   B. 呋塞米

  C. 可乐定   D. 肼屈嗪

  E. 硝普钠

【考点提示】A。血管紧张素Ⅱ（AⅡ）受体拮抗剂是含有酸性基团的联苯结构，酸性基团可以为四氮唑环，也可以是羧基，在联苯的一端连有咪唑环或可视为咪唑环的开环衍生物，咪唑环或开环的结构上都连有相应的药效基团。氯沙坦（losartan）是该类药物的代表药物，分子中的四氮唑结构为酸性基团，为中等强度的酸，其 pK_a 值为 5～6，能与钾离子成盐。2 位为丁基使其保证必要的脂溶性和疏水性。5 位为羟甲基，在体内约 14% 羟甲基代谢氧化成甲酸衍生物。代谢物的活性比氯沙坦强 10～40 倍。

【A 型题】7. 治疗变异型心绞痛宜选用的药物（　　）

　　A. 硝苯地平　　　　　　B. 卡维地洛

　　C. 普萘洛尔　　　　　　D. 双嘧达莫

　　E. 曲美他嗪

【考点提示】A。硝苯地平胶丸临床适应证：①心绞痛：变异型心绞痛、不稳定型心绞痛、慢性稳定型心绞痛。②高血压（单独或与其他降压药合用）。

【A 型题】8. 通过与胆汁酸结合而产生调血脂作用的药物是（　　）

　　A. 辛伐他汀　　　　　　B. 考来烯胺

C. 吉非贝齐　　　　　D. 烟酸

E. 普罗布考

【考点提示】B。考来烯胺，主要用于Ⅱ型高脂血症、动脉粥样硬化及肝硬化、胆石病引起的瘙痒。口服后在肠道与胆酸结合后随粪便排出，可使胆酸排出量比正常高3～4倍，对高胆固醇血症可作为首选药物。

【A型题】9. 具有降压作用的中效利尿药是(　　　)

A. 阿米洛利　　　　　B. 氢氯噻嗪

C. 呋塞米　　　　　　D. 氨苯蝶啶

E. 螺内酯

【考点提示】B。β受体拮抗药阿替洛尔与利尿药氢氯噻嗪合用后，降压作用相加。

【B型题】(10～12题共用选项)

A. 降压作用增强　　　B. 巨幼红细胞症

C. 抗凝作用下降　　　D. 高钾血症

E. 肾毒性增强

10. 氨氯地平和氢氯噻嗪产生的相互作用可能导致(　　　)

11. 甲氨蝶呤合用复方磺胺甲噁唑，产生的相互作

用可能导致(　　)

12. 庆大霉素合用呋塞米，产生的相互作用可能导致(　　)

【考点提示】A、B、E。氨氯地平是钙离子拮抗剂降压药，氢氯噻嗪片是利尿类降压药，两者合用降压效果增强。甲氨蝶呤合用复方磺胺甲噁唑，产生的相互作用可能导致巨幼红细胞症。髓袢利尿药（呋塞米）可增加庆大霉素等肾毒性药物的肾内浓度，使肾毒性增加。

【B型题】(13~16题共用选项)

　　A. 塞来昔布　　　　　　B. 地高辛

　　C. 依那普利　　　　　　D. 洛伐他丁

　　E. 米力农

13. 抑制 Na－K－ATP 酶的药物是(　　)

14. 抑制血管紧张素转换酶的药物是(　　)

15. 抑制磷酸二酯酶Ⅲ的药物是(　　)

16. 抑制 HMG－CoA 还原酶的药物是(　　)

【考点提示】B、C、E、D。

【C型题】(17~19题共用题干)

二氢吡啶类钙通道阻滞剂的基本结构如图（硝苯地

平的结构式），二氢吡啶是该类药物的必须药效团之一，二氢吡啶类钙通道阻滞剂代谢酶通常为 CYP3A4，影响该酶活性的药物可产生药物间互相作用，钙通道阻滞剂的代表药物是硝苯地平。

17. 本类药物是两个羧酸酯结构不同时，可产生手性异构体且手性异构体的活性也有差异，其手性中心的碳原子编号是（　　）

    A. 2　　　　　　　　　　B. 3

    C. 4　　　　　　　　　　D. 5

    E. 6

【考点提示】C。1,4 - 二氢吡啶药物上所连接的两个羧酸酯的结构不同，使其 4 位碳原子具手性。

18. 本类药物通常以消旋体上市，但有一药物分别以消旋体和左旋体先后上市，且左旋体活性较优，该药物是（　　）

    A. 尼群地平　　　　　　　B. 硝苯地平

    C. 非洛地平　　　　　　　D. 氨氯地平

E. 尼莫地平

【考点提示】 D。氨氯地平与其他二氢吡啶类钙通道阻滞剂不同，氨氯地平分子中的 1,4 - 二氢吡啶环的 2 位甲基被 2 - 氨基乙氧基甲基取代，3、5 位羧酸酯的结构不同，因而 4 位碳原子具有手性，可产生两个光学异构体，临床用外消旋体和左旋体。

19. 西咪替丁与硝苯地平合用，可以影响硝苯地平的代谢，使硝苯地平（   ）

A. 代谢速度不变

B. 代谢速度减慢

C. 代谢速度加快

D. 代谢速度先加快后减慢

E. 代谢速度先减慢后加快

【考点提示】 B。肝微粒体酶的活性能被某些药物抑制，称酶抑制。该酶被抑制的结果将使另一药物的代谢减慢，因而加强或延长其作用。西咪替丁为肝药酶抑制剂。

【X 型题】 20. 硝酸甘油的临床应用为（   ）

A. 劳累性心绞痛   B. 自发性心绞痛

C. 低血压   D. 充血性心力衰竭

E. 急性心肌梗死

【考点提示】ABD。硝酸甘油是一种黄色的油状透明液体，这种液体可因振动而爆炸，属化学危险品。同时硝酸甘油也可用作心绞痛的缓解药物。

【X型题】21. 他汀类药物的临床应用为（　　）

A. 动脉粥样硬化

B. 肾病综合征

C. 血管成形术后再狭窄

D. 预防心脑血管疾病事件

E. 心律失常

【考点提示】ABCD。他汀类药物是最为经典和有效的降脂药物，广泛应用于高脂血症的治疗。他汀类药物除具有调节血脂作用外，在急性冠状动脉综合征患者中早期应用能够抑制血管内皮的炎症反应，稳定粥样斑块，改善血管内皮功能，延缓动脉粥样硬化（AS）程度，并有抗炎、保护神经和抗血栓等作用。依折麦布与常规剂量他汀类药物联合用于慢性肾脏疾病患者预防心血管事件。

第六节　内分泌系统疾病用药

必背采分点

1. 天然存在的糖皮质激素是可的松和**氢化可的松**。

2. 在糖皮质激素分子 16 位引入**阻碍 17 位的氧化代谢的甲基**，使抗炎活性增加，钠潴留作用减少，如地塞米松和倍他米松，是目前临床上应用最广泛的强效皮质激素。

3. 雌激素在化学结构上都属于雌甾烷类，A 环为**芳香环**，无 19 - 甲基，3 位带有酚羟基，17 位带有羟基或**羰基**。

4. 天然的雌激素有雌二醇、**雌酮**和雌三醇。

5. 天然孕激素主要是**黄体酮**。

6. 黄体酮口服后被肝脏迅速代谢失活，所以只能**肌内注射油剂**或使用栓剂。

7. 炔诺酮和左炔诺孕酮通常和**雌激素**一起制备成复方，用于避孕药。

8. 雄激素的化学结构为雄甾烷类，3 位和 17 位带有羟基或**羰基**。

9. 天然雄激素有睾酮和雄烯二酮，其中**睾酮**作用最强。

10. 天然的雄激素在体内易被代谢，特别是**5α-还原酶**可将4、5位双键还原，3-羟甾脱氢酶可将3-羰基还原为3-羟基，17β-羟甾脱氢酶可将17β-OH氧化为17-羰基，加之消化道细菌也会催化其降解。

11. 口服糖尿病治疗药物主要有胰岛素分泌促进剂、胰岛素增敏剂、**α-葡萄糖苷酶抑制剂**、醛糖还原酶抑制剂。

12. 按化学结构，胰岛素分泌促进剂可以分为**磺酰脲类和非磺酰脲类**。

13. 格列美脲化学结构上的特点是脲上取代基为甲基环己基，甲基处在**环己烷的平伏键**上，阻碍了像格列喹酮等其他药物分了环己烷上的羟基化反应，因此具有高效、长效降血糖作用。

14. 非磺酰脲类胰岛素分泌促进剂较其他口服降糖药起效迅速，作用时间短，使胰岛素的分泌达到模拟人体生理模式——餐时胰岛素迅速升高，餐后及时回落到基础分泌状态，被称为"**餐时血糖调节剂**"。

15. 米格列奈的降血糖作用较瑞格列奈和那格列奈**强**，给药后起效更为迅速而作用时间更短。

16. 胰岛素增敏剂有双胍类及**噻唑烷二酮类**。

17. 防治骨质疏松的药物包括双膦酸盐类和**促进钙**

吸药物。

18. 双膦酸盐是焦磷酸盐的类似物，焦磷酸盐结构中心的氧原子被碳原子及其侧链取代，即为**双膦酸盐类**。

19. 双膦酸盐结构通式中 R_1 多为**羟基**，R_2 可为烷基或取代烷基，烷基末端还可带有芳杂环。

20. 双膦酸可与钠离子形成单钠、二钠、三钠和四钠盐，临床药用多为**单钠和二钠盐**。

21. 依替膦酸二钠具有双向作用，小剂量（每日 5mg/kg）时抑制骨吸收，大剂量（每日 20mg/kg）时抑制骨矿化和骨形成。临床用于防治各种骨质疏松症，也用于严重高钙血症，特别是**恶性肿瘤相关高钙血症**的辅助治疗。大剂量用于预防和治疗异位骨化，可能出现骨软化症和骨折。

22. 阿仑膦酸钠为氨基双膦酸盐，其抗骨吸收作用较依替膦酸钠强 100 倍，并且没有骨矿化抑制作用。可单独或与**维生素 D** 合用治疗骨质疏松症。

23. **消化道症状**是口服阿仑膦酸钠最常见的不良反应。为避免药物刺激，患者应在清晨、空腹时服药（早餐前至少 30 分钟），用足量水（至少 200mL）整片吞服，然后身体保持立位（站立或端坐）30 ~ 60 分钟。服药前后 30 分钟内不宜进食、饮用高钙浓度饮料及服用其他药物。

24. 利塞膦酸钠主要用于防治绝经后骨质疏松症。最常出现的不良反应为关节痛和**胃肠功能紊乱**。

25. 维生素 D_3 须在肝脏和肾脏两次羟基化，先在肝脏转化为骨化二醇 $C_{25}-（OH）-D_3$，然后再经肾脏代谢为**骨化三醇 $[1,25-（OH)_2-D_3]$**，才具有活性。

历年考题

【A 型题】1. 泼尼松可治疗的疾病是（   ）

　A. 高血压

　B. 心律失常

　C. 风湿性及类风湿性关节炎

　D. 骨质疏松

　E. 粒细胞增多症

【考点提示】C。泼尼松具有抗炎及抗过敏作用，能抑制结缔组织的增生，降低毛细血管壁和细胞膜的通透性，减少炎性渗出，并能抑制组胺及其他毒性物质的形成与释放。

【A 型题】2. 地塞米松的禁忌证是（   ）

　A. 抑郁症　　　　　　B. 支气管哮喘

C. 荨麻疹 　　　　　 D. 心绞痛

E. 活动性消化性溃疡

【考点提示】 E。地塞米松能刺激胃酸、胃蛋白酶的分泌并抑制胃黏液分泌，降低胃黏膜的抵抗力，故可诱发或加剧消化性溃疡，糖皮质激素也能掩盖溃疡的初期症状，以致出现突发出血和穿孔等严重并发症。

【A型题】 3. 米非司酮的药理作用是(　　)

A. 阻断孕激素受体

B. 激动雌激素受体

C. 促进受精卵

D. 抑制黄体生成素释放

E. 促进垂体后叶素释放

【考点提示】 A。米非司酮为强抗孕激素，能与孕酮受体及糖皮质激素受体结合，对子宫内膜孕酮受体的亲和力比黄体酮强 5 倍，对受孕动物各期妊娠均有引产效应，可作为非手术性抗早孕药。

【A型题】 4. 治疗男性阴茎勃起障碍宜选用的药物是(　　)

A. 氯米芬 　　　　　 B. 苯丙酸诺龙

C. 他莫昔芬 　　　　 D. 乙酚

E. 西地那非

【考点提示】E。西地那非又译昔多芬，是一种研发治疗心血管疾病药物时意外发明出的治疗男性勃起功能障碍药物。

【A型题】5. 白介素-2可治疗的疾病是(　　)

A. 厌食症　　　　　　　B. 心源性水肿

C. 血小板减少性紫癜　　D. 肾功能不全

E. 恶性黑色素瘤

【考点提示】E。白介素-2主要用于肾癌、恶性黑色素瘤及癌性胸、腹腔积液的治疗，也可以用于其他恶性肿瘤综合治疗。

【B型题】(6~8题共用选项)

A. 阿卡波糖　　　　　　B. 二甲双胍

C. 甲硫咪唑　　　　　　D. 硫唑嘌呤

E. 格列本脲

6. 促进组织对葡萄糖摄取和利用的药物是(　　)

7. 刺激胰岛素β细胞分泌胰岛素的药物是(　　)

8. 抑制甲状腺内酪氨酸的碘化和偶联的药物是(　　)

【考点提示】B、E、C。双胍类药物结构上均具有噻唑烷二酮的部分，也可看作是苯丙酸的衍生物，主要有罗格列酮和吡格列酮，可使胰岛素对受体靶组织的敏感性增加，减少肝糖的产生，增强外周组织对葡萄糖的摄取。胰岛素分泌促进剂按化学结构可以分为磺酰脲类和非磺酰脲类。甲苯磺丁脲（tolbutamide）为最早的磺酰脲类胰岛素分泌促进剂，将甲苯磺丁脲分子中对位的甲基以芳酰胺烷基取代，可使该类药物吸收迅速，与血浆蛋白的结合率高，作用强且长效，毒性低，同时，将脲上的取代基更换为环己基，有显著的降血糖活性，如格列本脲。甲巯咪唑为抗甲状腺药物，其作用机制是抑制甲状腺内过氧化物酶，从而阻碍吸聚到甲状腺内碘化物的氧化及酪氨酸的偶联，阻碍甲状腺素（T_4）和三碘甲状腺原氨酸（T_3）的合成。

【B 型题】（9～11 题共用选项）

    A. 甲睾酮   B. 甲羟孕酮

    C. 他莫昔芬   D. 麦角生物碱

    E. 缩宫素

9. 预防先兆流产的是(　　　)

10. 可用于催产和引产的是(　　　)

11. 用于产后子宫复原的是(　　　)

【考点提示】B、E、D。天然孕激素黄体酮（孕酮）

及其合成衍生物，如醋酸甲羟孕酮、炔孕酮、环丙孕酮主要用于不孕症、先兆流产及习惯性流产、子宫内膜异位、功能性子宫出血、闭经、更年期综合征、骨质疏松等。缩宫素，用于引产、催产、产后出血和子宫复原不全；滴鼻用于促排乳；催产素激惹试验。麦角生物碱的临床应用：子宫出血；产后子宫复旧；偏头痛；中枢抑制。

【X 型题】12. 治疗甲状腺功能亢进症的药物有( )

A. 瑞格列奈　　　　　B. 丙硫氧嘧啶

C. 放射性碘　　　　　D. 酚妥拉明

E. 普萘洛尔

【考点提示】BC。丙硫氧嘧啶能抑制过氧化酶系统，使被摄入到甲状腺细胞内的碘化物不能氧化成活性碘，酪氨酸不能碘化；同时，一碘酪氨酸和二碘酪氨酸的缩合过程受阻，以致不能生成甲状腺激素。放射碘治疗和手术治疗都属于破坏性治疗，甲亢不容易复发，治疗只需要一次。放射碘适合甲状腺中度肿大或甲亢复发的患者，医生根据患者甲状腺对放射碘的摄取率计算每个患者需要的放射剂量。放射碘对孕妇和哺乳妇女是绝对禁忌证。由于放射碘有一个延迟作用，随着时间随诊，甲减发生率每年3%～5%。放射碘治疗不适合有甲状腺眼病的甲亢患者，因为治疗后眼病可能会加剧。

【X型题】13. 治疗糖尿病的药物有（　　　）

A. 阿卡波糖　　　　　　B. 甲硫咪唑

C. 氨鲁米特　　　　　　D. 瑞格列奈

E. 吡格列酮

【考点提示】ADE。α葡萄糖苷酶抑制剂通过竞争性抑制双糖类水解酶α葡萄糖苷酶的活性而减慢淀粉等多糖分解为双糖（如蔗糖）和单糖（如葡萄糖），延缓单糖的吸收，降低餐后血糖峰值。适用于以碳水化合物为主要食物成分和餐后血糖升高的患者。国内上市的仅葡萄糖苷酶抑制剂有阿卡波糖、伏格列波糖和米格列醇。非磺酰脲类的胰岛素促泌剂有瑞格列奈、那格列奈和米格列奈。瑞格列奈服药后起效时间分别为15分钟和30分钟。快进快出，吸收快、起效快，作用时间短，有效地模拟生理性胰岛素分泌；既可降低空腹血糖，又可降低餐后血糖。降糖速度亦快，无须餐前0.5小时服用，因而又称为"餐时血糖调节剂"。瑞格列奈无肾脏功能不全者使用的禁忌，同时在体内无蓄积，适用于老年和糖尿病肾病者。胰岛素增敏剂通过增加骨骼肌、肝脏、脂肪组织对胰岛素的敏感性，提高细胞对葡萄糖的利用而发挥降低血糖的疗效，可明显降低空腹血糖及胰岛素和 C 肽水平，对餐后血糖和胰岛素亦有降低作用。目前在我国上市的胰岛素增敏剂主要有罗格列酮和吡格列酮。

【X 型题】14. 左旋咪唑的临床应用有( )

A. 器官移植后的抗排斥

B. 肿瘤放化疗的辅助治疗

C. 肺结核

D. 蛔虫病

E. 红斑狼疮

【考点提示】BDE。左旋咪唑是一种广谱驱肠虫药，主要用于驱蛔虫及钩虫。该品可提高患者对细菌及病毒感染的抵抗力。目前试用于肺癌、乳腺癌手术后或急性白血病、恶化淋巴瘤化疗后作为辅助治疗。此外，尚可用于自体免疫性疾病如类风湿关节炎、红斑狼疮及上呼吸道感染、小儿呼吸道感染、肝炎、菌痢、疮疖、脓肿等。对顽固性支气管哮喘经试用初步证明近期疗效显著。

第七节　抗菌药

必背采分点

1. 依据与 β-内酰胺环稠合物结构的不同，可将 β-内酰胺的抗生素分成青霉素类、头孢菌素类和**单环 β-内酰胺类**。

2. 青霉素含有四元的 β-内酰胺环与四氢噻唑环骈合的结构，具有较大的分子张力。在酸性或碱性条件下，均可以使青霉素的 β-内酰胺环发生裂解，生成**青霉酸**、青霉醛和青霉胺。

3. 青霉素通常是指青霉素 G，也被称为**苄青霉素**，是第一个在临床使用的抗生素。

4. 青霉素在生物合成中产生的**杂质蛋白**，以及生产、贮存过程中产生的杂质青霉噻唑高聚物是引起其过敏反应的根源。

5. 由于青霉噻唑基是青霉素类药物所特有的结构，因此青霉素类药物这种过敏反应是**交叉过敏反应**。

6. 阿莫西林聚合反应的速度比氨苄西林快 4.2 倍。因此，氨苄西林和阿莫西林水溶液中若含有磷酸盐、山梨醇、硫酸锌、二乙醇胺等时，会发生分子内成环反应，生成**2，5 – 吡嗪二酮**。

7. 与青霉素母核的"四元环并五元环"稠环体系相比，头孢菌素为**"四元环并六元环"**稠环体系，所以β – 内酰胺环分子内张力较小，稳定性高于青霉素。

8. 第一代头孢菌素耐青霉素酶，但不耐**β – 内酰胺酶**，主要用于耐青霉素酶的金黄色葡萄球菌等敏感革兰阳性球菌和某些革兰阴性球菌的感染。

9. 青霉素类药物的母核结构中有 3 个手性碳原子，其立体构型为**2S，5R，6R**。

10. 头孢氨苄的 C3 位甲基以卤素替代得到可口服的半合成**头孢菌素头孢克洛**，由于氯原子的亲脂性比甲基强，口服吸收好。氯原子取代可明显改善其药动学性质。

11. 第三代头孢菌素在 7 位的氨基侧链上以 2 – 氨基噻唑 – α – 甲氧亚氨基乙酰基居多，对多数 β – 内酰胺酶高度稳定，抗菌谱更广，对革兰阴性菌的活性强，但对革兰阳性菌的活性比第一代差，部分药物抗**铜绿假单胞菌**活性较强。

12. 头孢哌酮为在 C – 3 位甲基上引入**硫代甲基四氮唑杂环**取代乙酰氧基，可提高其抗菌性并显示良好的药动学性质，在血中浓度较高。

13. 第四代头孢菌素是在第三代的基础上 3 位引入

季铵基团，例如，头孢匹罗和头孢吡肟。

14. 氧青霉烷类典型药物为**克拉维酸**。

15. 克拉维酸是一种"**自杀性**"的酶抑制剂。

16. 青霉烷砜类具有青霉烷酸的基本结构，但分子结构中的硫被氧化成砜，为不可逆竞争性 β - 内酰胺酶抑制剂。**舒巴坦**是此类结构药物的代表，为广谱的、不可逆竞争性 β - 内酰胺酶抑制剂。

17. 将氨苄西林与舒巴坦以 1∶1 的形式以次甲基相连形成双酯结构的前体药物，称为**舒他西林**。

18. 美罗培南为 4 位上带有甲基的广谱碳青霉烯类抗生素，对肾脱氢肽酶稳定，使用时不需并用酶抑制剂。并对许多需氧菌和厌氧菌有很强的杀菌作用，其作用达到甚至超过**第三代**头孢菌素类。

19. 氨基糖苷类抗生素是由氨基糖（单糖或双糖）与氨基醇形成的苷。由于含有氨基和其他碱性基团，这类抗生素都呈碱性，通常在临床都被制成**结晶性硫酸盐**或盐酸盐。

20. 氨基糖苷类抗生素含多个羟基，为极性化合物，水溶性较高，脂溶性较低，口服给药时吸收不足 10%，须**注射**给药。

21. 氨基糖苷类抗生素水溶液在 pH 值 2~11 范围内都很稳定。由于分子中糖部分存在若干个手性碳，故具有**旋光性**。

22. 氨基糖苷类抗生素的一个较大毒性为对第八对脑神经有损害作用，可引起**不可逆耳聋**，尤其对儿童毒性更大。

23. 卡那霉素有三个组分 A、B、C，临床使用的是以**A 组分**为主的硫酸盐（98%）。

24. 红霉素是由红色链丝菌产生的抗生素，包括红霉素 A、B 和 C。红霉素通常即指**红霉素 A**。

25. 红霉素水溶性较小，只能口服，但在酸中不稳定，易被**胃酸**破坏。

26. 克拉霉素是对**红霉素 C - 6 羟基甲基化**后得到的衍生物。

27. 四环素类抗生素是由**放线菌产生以氢化并四苯**为基本骨架的一类广谱抗生素。

28. 天然的四环素类药物有**金霉素**、土霉素和四环素。

29. 在四环素类抗生素结构中都含有酸性的酚羟基和烯醇羟基及碱性的二甲胺基，因此，该类药物均为两性化合物，即具有三个 pK_a 值，分别为 2.8~3.4、7.2~7.8、9.1~9.7，利用 4 位 α - 二甲氨基的碱性，制备了在临床上使用的盐酸盐，药物等电点为**5**。

30. 四环素类抗生素在干燥条件下其固体比较稳定，

但遇**日光**可变色。

31. 在酸性条件下，四环素类抗生素会生成无活性**橙黄色**脱水物。

32. 四环素类药物分子中含有多个羟基、烯醇羟基及羧基，在近中性条件下能与多种金属离子形成不溶性螯合物。与钙或镁离子形成不溶性的钙盐或镁盐，与铁离子形成**红色络合物**；与铝离子形成黄色络合物。

33. 喹诺酮类抗菌药是一类具有 1,4 – 二氢 –4 – 氧代喹啉（或氮杂喹啉）–3 – 羧酸结构的化合物。该类药物的作用靶点是 DNA 促旋酶和拓扑异构酶Ⅳ，结构中的**A 环及其取代基**是产生药效的关键基团。

34. **诺氟沙星**是第一个在喹诺酮分子引入氟原子的药物，其 6 位引入的氟原子增加喹诺酮药物与靶酶 DNA 促旋酶作用，增加进入细菌细胞的通透性，因而使得抗菌活性增加。

35. 左氧氟沙星较氧氟沙星相比的优点为：①活性为氧氟沙星的**2 倍**。②水溶性好，为氧氟沙星的 8 倍，更易制成注射剂。③毒副作用小，为喹诺酮类抗菌药已上市中的最小者。

36. 在喹诺酮类抗菌药物母核的 8 位以氮取代时，使生物利用度提高，其代表药物是**依诺沙星**，口服生物利用度 98%，口服 1~2 小时血药达峰值，但清除半衰期为 3~6 小时，需要一天给药两次。

37. 在喹诺酮类抗菌药物母核的 5 位以氨基取代时，增加 3 位羧基和 4 位羰基的电子云密度，使其与 DNA 促旋酶和拓扑异构酶Ⅳ作用加强，因而活性较强，代表药物是**司帕沙星**。

38. 由于 8 位的甲氧基存在，莫西沙星对光稳定且潜在光毒性很低。莫西沙星经过第二阶段的生物转化后通过肾脏和胆汁，以原形和无活性的硫酸化物和**葡萄糖醛酸盐**的形式排出。

39. 莫西沙星口服后可以很快被几乎完全吸收。适应证为治疗患**有上呼吸道和下呼吸道感染**的成人（≥18 岁）。

40. 磺胺类药物的基本结构是**对氨基苯磺酰胺**。

41. 合成抗结核药物的代表药物是**异烟肼**及其腙的衍生物，其分子中的酰肼基可与铜离子、铁离子、锌离子等金属离子络合。

42. 异烟肼与食物和各种耐酸药物，特别是**含有铝的耐酸药物**等同时服用时，可以干扰或延误吸收。

43. 乙酰肼是在使用异烟肼治疗时产生肝毒性的原因，乙酰肼被认为是**CYP450 的底物**。

44. 乙胺丁醇含两个构型相同的手性碳，分子呈对称性，仅有三个旋光异构体，右旋体的活性是内消旋体12 倍，为左旋体的**200 ~ 500 倍**，药用为右旋体。

45. 三氮唑类代表药物有**氟康唑**、伏立康唑和伊曲康唑等。

46. 通过对咪唑类药物研究发现，**咪唑基**可能是引起这类药物易于被代谢的主要原因。

47. 经过结构改造发现，1,2,4 – 三氮唑类结构具有很好的抗真菌应用价值，代表药物是**氟康唑**。

48. 氟康唑结构中含有两个**弱碱性的三氮唑**环和一个亲脂性的 2,4 – 二氟苯基，使其具有一定的水溶解度。这种结构使氟康唑口服吸收可达 90%，且不受食物、抗酸药、组胺 H_2 受体拮抗剂类抗溃疡药物的影响。

49. 伊曲康唑结构中含有 1,2,4 – 三氮唑和 1,3,4 – 三氮唑，且这两个唑基分别在苯基取代哌嗪的两端，这使得伊曲康唑**脂溶性**比较强，因此在体内某些脏器组织中浓度较高。

历年考题

【A 型题】1. 由于竞争性占据酸性转运系统，阻碍青霉素肾小管分泌，进而延长青霉素作用的药是（　　）

　　A. 阿米卡星　　　　　　　B. 克拉维酸

C. 头孢哌酮   D. 丙磺舒

E. 丙戊酸钠

【考点提示】D。青霉素的钠或钾盐经注射给药后，能够被快速吸收，同时也很快以游离酸的形式经肾脏排出，在血清中的半衰期只有30分钟。为了延长青霉素在体内的作用时间，可将青霉素和丙磺舒合用，以降低青霉素的排泄速度。

【A型题】2. 反应抗菌药物抗菌活性的主要指标是(   )

A. 抗菌谱

B. 化疗指数

C. 最低抑菌或杀菌浓度

D. 安全系数

E. 效价强度

【考点提示】C。抗菌活性指抗菌药物抑制或杀灭病原菌的能力。能抑制培养基内细菌生长的最低浓度称最低抑菌浓度（MIC），能够杀灭培养基内细菌（即杀死99.9%供试微生物）的最低浓度称为最低杀菌浓度（MBC）。

【A型题】3. 治疗产青霉素酶的金黄色葡萄球菌感

染宜选用的药物是（　　）

A. 青霉素 V　　　　　　B. 双氯西林

C. 氨苄西林　　　　　　D. 阿莫西林

E. 替卡西林

【考点提示】B。双氯西林属 β-内酰胺类抗生素，双氯西林具耐酸、耐酶等特点，对葡萄球菌和革兰阳性菌具抗菌活性。研究表明，阿莫西林-双氯西林对常见的病原菌具良好抗菌作用，对伤寒沙门菌也具有良好抗菌作用，可作为治疗呼吸道感染、单纯性皮肤软组织感染和伤寒等的首选药物之一。

【A 型题】4. 仅用于治疗浅部真菌感染的药物是（　　）

A. 伊曲康唑　　　　　　B. 甲硝唑

C. 特比萘芬　　　　　　D. 氟胞嘧啶

E. 两性霉素 B

【考点提示】C。特比萘芬为烯丙胺类抗真菌药，抑制真菌细胞麦角甾醇合成过程中的鲨烯环氧化酶，并使鲨烯在细胞中蓄积而起杀菌作用。人体细胞对特比萘芬的敏感性为真菌的万分之一。特比萘芬有广谱抗真菌作用，对皮肤真菌有杀灭作用，对白色念珠菌则起抑菌作用。适用于浅表真菌引起的皮肤、指甲感染，如毛癣菌、狗小孢子菌、絮状表皮癣菌等引起的体癣、股癣、足癣、甲癣及皮肤白色念珠菌感染。

【B型题】（5~6题共用选项）

    A. 氨曲南   B. 克拉维酸

    C. 哌拉西林   D. 亚胺培南

    E. 他唑巴坦

5. 属于青霉烷砜类抗生素的是（　　）

6. 属于碳青霉烯类抗生素的是（　　）

【考点提示】E、D。氨曲南为单环 β - 内酰胺抗生素。克拉维酸为氧青霉烷类抗生素。哌拉西林为半合成青霉素类抗生素。他唑巴坦（tazobactam）是舒巴坦结构中甲基上的氢被 1,2,3 - 三氮唑取代得到的衍生物，为青霉烷砜另一个不可逆 β - 内酰胺酶抑制剂，其抑酶谱的广度和活性都强于克拉维酸和舒巴坦。亚胺培南属于碳青霉烯类抗生素，亚胺培南（imipenem）对大多数 β - 内酰胺酶高度稳定，对脆弱杆菌、铜绿假单胞菌有高效。

【B型题】（7~9题共用选项）

    A. 抑制 RNA 聚合酶

    B. 抑制二氢叶酸还原酶

    C. 抑制二氢叶酸合酶

    D. 抑制拓扑异构酶Ⅳ

    E. 抑制肽酰基转移酶

7. 磺胺类抗菌作用机制是(　　)

8. 利福平抗菌作用机制是(　　)

9. 甲氧苄啶抗菌作用机制是(　　)

【考点提示】C、A、B。磺胺类药物作用的靶点是细菌的二氢叶酸合成酶（DHFAS），使其不能充分利用对氨基苯甲酸合成叶酸。抗菌增效剂甲氧苄啶（TMP）是二氢叶酸还原酶可逆性抑制剂，阻碍二氢叶酸还原为四氢叶酸，影响辅酶 F 的形成，从而影响微生物 DNA、RNA 及蛋白质的合成，抑制了其生长繁殖。当磺胺类药物和抗菌增效剂甲氧苄啶一起使用时，磺胺类药物能阻断二氢叶酸的合成，而甲氧苄啶又能阻断二氢叶酸还原成四氢叶酸。二者合用，可产生协同抗菌作用，使细菌体内叶酸代谢受到双重阻断，抗菌作用增强数倍至数十倍。利福平是从利福霉素 B 得到的一种半合成抗生素。能抑制细菌 DNA 转录合成 RNA，可用于治疗结核病、肠球菌感染等。除作为抗生素应用外，在分子生物学中可用作从细菌中去除质粒的试剂。

【C 型题】（10~12 题共用题干）

洛美沙星结构如下：

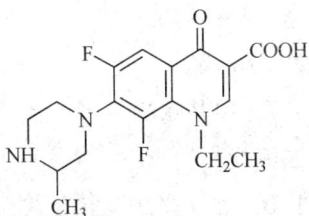

对该药进行人体生物利用度研究，采用静脉注射与口服给药方式，给药剂量均为 400mg，静脉给药和口服给药的 AUC 分别为 $40\mu g \cdot h/mL$ 和 $36\mu g \cdot h/mL$。

10. 基于上述信息分析，洛美沙星生物利用度计算正确的是（　　）

 A. 相对生物利用度为 55%

 B. 绝对生物利用度为 55%

 C. 相对生物利用度为 90%

 D. 绝对生物利用度为 90%

 E. 绝对生物利用度为 50%

【考点提示】E。试验制剂与参比试剂的药－时曲线下面积的比率称为相对生物利用度。当参比试剂是静脉注射剂时，则得到的比率称绝对生物利用度。故能算出该药的绝对生物利用度 36/40 = 0.9 = 90%。

11. 根据喹诺酮类抗菌药构效关系，洛美沙星关键药效基团是（　　）

A. 1 - 乙基　3 - 羧基

B. 3 - 羧基　4 - 酮基

C. 3 - 羧基　6 - 氟

D. 6 - 氟　7 - 甲基哌嗪

E. 6,8 - 二氟代

【考点提示】B。在喹诺酮类抗菌药分子中的关键药效团是3位羧基和4位羰基，该药效团与DNA螺旋酶和拓扑异构酶Ⅳ结合起至关重要作用。

12. 洛美沙星是喹诺酮母核8位引入氟，构效分析，8位引入氟后，使洛美沙星(　　　)

A. 与靶酶DNA聚合酶作用强，抗菌活性减弱

B. 药物光毒性减少

C. 口服利用度增加

D. 消除半衰期3～4小时，需一日多次给药

E. 水溶性增加，更易制成注射液

【考点提示】C。在喹诺酮类药物的6位和8位同时引入两个氟原子并在7位引入3 - 甲基哌嗪得到洛美沙星，8位氟原子取代基可提高口服生物利用度，可达到95%～98%，口服吸收迅速、完全且稳定性强，口服后仅有5%的药物经生物转化后代谢，60%～80%的药物以原形从尿液中排出，但8位氟原子取代可增加其光毒性。盐酸洛美沙星7位的取代基为体积较大的3 - 甲基

哌嗪，可以使其消除半衰期增至 7~8 小时，可一天给药一次。

【X 型题】13. 红霉素的药理作用和临床应用有(　　)

A. 抑制细菌蛋白质合成

B. 治疗大肠杆菌引起的肠炎

C. 治疗支原体引起的肺炎

D. 治疗衣原体引起的尿道炎

E. 干扰细菌核酸代谢

【考点提示】AC。红霉素，临床主要应用于链球菌引起的扁桃体炎、猩红热、白喉及带菌者、淋病、李斯特菌病、肺炎链球菌下呼吸道感染。适用于不耐青霉素的患者治疗军团菌肺炎和支原体肺炎，可作为首选药应用。尚可应用于流感杆菌引起的上呼吸道感染、金黄色葡萄球菌皮肤及软组织感染、梅毒、肠道阿米巴病等。红霉素抑制细菌蛋白质合成。

【X 型题】14. 甲氧苄啶和磺胺甲噁唑联合应用的目的有(　　)

A. 减少代谢

B. 减少排泄

C. 协同抗菌

D. 防止发生叶酸酶缺乏症

E. 防止产生耐药菌株

【考点提示】CE。甲氨苄啶为广谱抗菌药，抗菌谱与磺胺药类似，有抑制二氢叶酸还原酶的作用，但细菌较易产生耐药性，很少单独使用。磺胺药则抑制二氢叶酸合成酶。两者合用，可使细菌的叶酸代谢受到双重阻断，因而抗菌作用大幅度提高（可增效数倍至数十倍），故有磺胺增效剂之称，并可减少抗药菌株的出现。

第八节 抗病毒药

必背采分点

1. 核苷是由碱基和糖两部分组成。

2. 由天然五种碱基（A、C、T、U、G）中的一种与核糖或脱氧核糖所形成的各种核糖核苷或脱氧核糖核苷称天然核苷。

3. 核苷及其类似物类抗病毒药物依据其结构可以分为非开环类和开环类。

4. 核苷类抗病毒药物的作用是基于代谢拮抗的原理设计而成的，主要有嘧啶核苷类化合物和嘌呤核苷类化合物抗病毒药物。核苷类药物通常需要在体内转变成三

磷酸酯的形式而发挥作用，这是此类药物共有的作用机制。

5. 奥司他韦是流感病毒的神经氨酸酶抑制剂，通过抑制**NA**，能有效地阻断流感病毒的复制过程，对流感的预防和治疗发挥重要的作用。

6. 司他夫定为脱氧胸腺嘧啶核苷的脱水产物，引入**2′,3′-双键**，是不饱和的胸苷衍生物。因此对酸稳定，口服吸收良好。适用于对齐多夫定、扎西他滨等不能耐受或治疗无效的艾滋病及其相关综合征。

7. 拉米夫定是双脱氧硫代胞苷化合物，有 β-D-（+）及 β-L-（-）两种异构体，两种异构体都具有较强的抗 HIV-1 的作用。但其**β-L-（-）的异构体**对胞苷-脱氧胞苷脱氨酶的脱氨基作用有拮抗作用。

8. 在拉米夫定尿嘧啶碱基的 5 位以氟取代得到衍生物**恩曲他滨**。

9. 利巴韦林为广谱抗病毒药，从化学结构看利巴韦林可视为磷酸腺苷（AMP）和磷酸鸟苷（GMP）生物合成前体**氨基咪唑酰氨核苷（AICAR）**的类似物。

10. 金刚烷胺为一种**对称的三环状胺**，它可以抑制病毒颗粒进入宿主细胞，也可以抑制病毒早期复制和阻

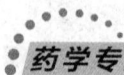

断病毒基因的脱壳及核酸向宿主细胞的侵入。

历年考题

【A 型题】1. 含有喹啉酮环母核结构的药物是( )

    A. 氨苄西林　　　　　　B. 环丙沙星

    C. 尼群地平　　　　　　D. 格列本脲

    E. 阿昔洛韦

【考点提示】B。喹诺酮类抗菌药的典型药物有诺氟沙星、环丙沙星、左氧氟沙星、洛美沙星、加替沙星及莫西沙星等。

【A 型题】2. 下列联合用药产生拮抗作用的是( )

    A. 硫胺加噁唑合用甲氧啶

    B. 华法林合用维生素 K

    C. 克拉霉素合用奥美拉唑

    D. 普鲁卡因合用肾上腺素

    E. 哌替啶合用氯丙嗪

【考点提示】B。药物效应的拮抗作用，华法林合用维生素 K 抗凝作用下降。

【A 型题】3. 阻止肝脏氢醌型维生素 K 生成的抗凝药是（　　）

A. 肝素　　　　　　　　　B. 链激酶

C. 积嘧达莫　　　　　　　D. 华法林

E. 噻氯匹定

【考点提示】D。华法林是双香豆素衍生物，化学结构为 3 - （α - 苯基丙酮）- 4 - 羟基香豆素。在试管内无抗凝血作用，即不参与体外抗凝血，主要在肝脏微粒体内抑制维生素 K 依赖性凝血因子 Ⅱ、Ⅶ、Ⅸ、Ⅹ 的合成，但作用发生缓慢，最大效应在 3 ~ 5 天内产生。维生素 K 能促使维生素 K 依赖性凝血因子 Ⅱ、Ⅶ、Ⅸ、Ⅹ 的氨基末端谷氨酸羧基化转变成 γ - 羧基谷氨酸，羧基化能够促进维生素 K 依赖性凝血因子结合到磷脂表面，因此可以加速血液凝固。

【B 型题】（4 ~ 5 题共用选项）

A. 甾体　　　　　　　　　B. 吩噻嗪环

C. 二氢吡啶环　　　　　　D. 鸟嘌呤环

E. 喹啉酮环

4. 阿昔洛韦的母核结构是（　　）

5. 醋酸氢化可的松的母核结构是（　　）

【考点提示】 D、A。阿昔洛韦 的母核结构是

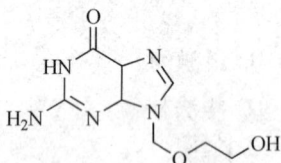

；醋酸氢化可的松的母核结构

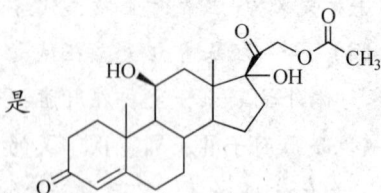

是 。

【B 型题】（6~7 题共用选项）

A. 疱疹病毒感染　　　　　B. 流感病毒感染

C. 麻疹病毒感染　　　　　D. 乙型脑炎病毒感染

E. 人类免疫缺陷病毒（HIV）感染

6. 齐多夫定可治疗的疾病是（　　）

7. 阿昔洛韦可治疗的疾病是（　　）

【考点提示】 E、A。齐多夫定为脱氧胸腺嘧啶核苷的类似物，在其脱氧核糖部分的 3 位上以叠氮基取代，掺入 DNA 中后，阻止 $3', 5'$-双磷酸酯键的形成，引起 DNA 键断裂。对能引起艾滋病病毒和 T 细胞白血病的 RNA 肿瘤病毒有抑制作用，为抗逆转录酶病毒药物。阿

昔洛韦（acyclovir）是开环的鸟苷类似物，可以看成是在糖环中失去 C2′ 和 C3′ 的嘌呤核苷类似物，其在被磷酸化时专一性地在相应于羟基的位置上磷酸化，并掺入到病毒的 DNA 中。由于该化合物不含有相当的羟基，是链中止剂，从而使病毒的 DNA 合成中断。可以治疗疱疹病毒感染。

【B 型题】（8~9 题共用选项）

A. 肝素　　　　　　　　B. 维生素 K

C. 阿司匹林　　　　　　D. 链激酶

E. 华法林

8. 通过激活抗凝酶Ⅲ而发挥抗凝作用的药物是（　　）

9. 通过抑制环氧酶抑制血小板聚集的药物是（　　）

【考点提示】A、C。肝素的抗凝血作用主要通过激活抗凝血酶Ⅲ，进而灭活多种凝血酶和凝血因子实现。阿司匹林属解热镇痛药，通过不可逆抑制血小板环氧酶，使 TXA_2 减少，抑制血小板聚集。

【X 型题】10. 属于非核苷抗病毒药的有（　　）

A. 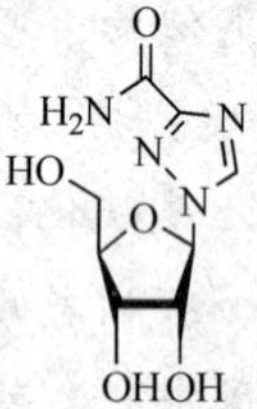 利巴韦林

B. 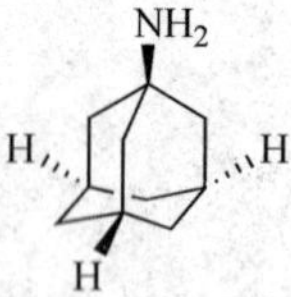 金刚烷胺

C. 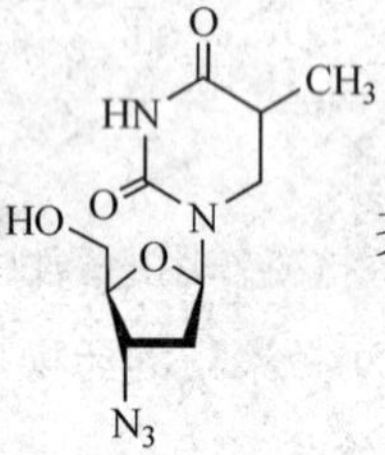 齐多夫定

D. 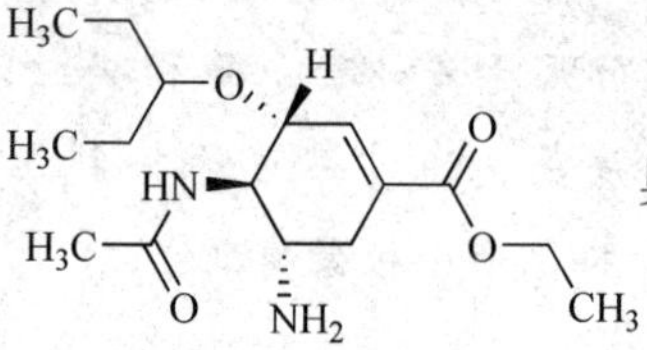 奥司他韦

E. 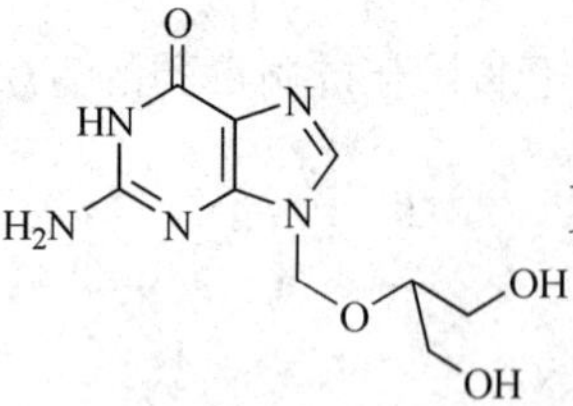 更昔洛韦

【考点提示】 ABD。非核苷类抗病毒药主要抗病毒药物有利巴韦林、金刚烷胺、金刚乙胺、膦甲酸钠和奥司他韦。齐多夫定为核苷类抗病毒药，更昔洛韦为开环核苷类抗病毒药。

第九节 抗肿瘤药

必背采分点

1. 直接影响 DNA 结构和功能的药物主要是**烷化剂**。

2. 烷化剂又被称为生物烷化剂，是一类在体内能形成缺电子活泼中间体或其他具有活泼亲电性基团的化合物，它能与生物大分子（如 DNA、RNA 或某些重要的酶类）中含有丰富电子的基团（如氨基、巯基、羟基、羧基、磷酸基等）发生共价结合，使其丧失活性或使 **DNA 分子发生断裂**。

3. 按化学结构，烷化剂药物可分为氮芥类、**乙撑亚胺类**、磺酸酯及多元卤醇类、亚硝基脲类等。

4. 氮芥类药物是 β－氯乙胺类化合物的总称，其中 **β－氯乙胺**是产生烷基化的关键药效基团。

5. 氮芥类药物结构可分为两部分：烷基化部分和**载体部分**。

6. **载体部分**可以改善氮芥类药物在体内的吸收、分布等药物的动力学性质，提高其选择性和抗肿瘤活性。

7. 美法仑的烷基化部分是 β - 氯乙胺，载体部分是**L - 苯丙氨酸部分**，此部分为人体必需氨基酸，是一个良好的载体。

8. 环磷酰胺在体外对肿瘤细胞无效，只有进入体内后，经过**活化**才能发挥作用。

9. 脂肪氮芥类药物在体内转变为乙撑亚胺活性中间体而发挥烷基化作用，这促使对乙撑亚胺基团化合物抗癌活性的研究。此类药物的典型药物为**噻替哌和替哌**。

10. **噻替哌**可直接注射入膀胱，在临床上是治疗膀胱癌的首选药物。

11. **卡铂**是第二代铂配合物，其理化性质、抗肿瘤活性和抗瘤谱与顺铂类似。

12. 卡铂的药动学和顺铂有三点不同：一是血清蛋白结合率；二是可超滤的非结合型铂半衰期；三是**尿排泄量**。

13. 奥沙利铂性质稳定，在水中的溶解度介于顺铂和卡铂之间，也是第一个显现对**结肠癌**有效的铂类烷化剂。

14. 临床使用的拓扑异构酶Ⅰ的抑制剂主要是**喜树**

碱及其衍生物。

15. 羟基喜树碱临床主要用于肠癌、肝癌和白血病的治疗，毒性比喜树碱低，很少引起血尿和肝肾功能损伤。但是羟基喜树碱和喜树碱一样，不溶于水，微溶于有机溶剂。

16. 伊立替康主要用于小细胞肺癌、非小细胞肺癌、结肠癌、卵巢癌、子宫癌、恶性淋巴瘤等的治疗。主要副作用是中性白细胞减少和腹泻。

17. 拓扑替康是在羟基喜树碱的羟基邻位引入二甲氨基甲基得到的另一个半合成水溶性喜树碱衍生物。主要用于转移性卵巢癌的治疗。

18. 生物碱类药物表鬼臼霉素的衍生物有依托泊苷和替尼泊苷。

19. 依托泊苷在生物碱类药物中毒性较低，对小细胞肺癌、淋巴瘤、睾丸肿瘤等疗效较为突出，对卵巢癌、乳腺癌、神经母细胞瘤亦有效，是临床上常用的抗肿瘤药物之一。

20. 替尼泊苷又名 VM - 26，作用机制同依托泊苷，即作用于 DNA 拓扑异构酶 Ⅱ，导致双链或单链破坏使细胞不能通过S 期。本品的代谢主要是由胆汁中与葡萄糖醛酸或硫酸盐结合排除。临床上用途基本与依托泊苷相似。

21. **替尼泊苷**脂溶性高，可透过血－脑屏障，为脑瘤首选药物。

22. 蒽醌类抗肿瘤抗生素的主要代表药物有**阿霉素**和柔红霉素等。

23. 多柔比星又名阿霉素，是由 *Streptomyces peucetium var. caesms* 产生的蒽环糖苷抗生素，临床上常用其**盐酸盐**。

24. 盐酸多柔比星易溶于水，水溶液稳定，在**碱性条件**下不稳定易迅速分解。

25. 多柔比星的结构中具有脂溶性蒽环配基和水溶性**柔红糖胺**，又有酸性酚羟基和碱性氨基，易通过细胞膜进入肿瘤细胞，因此有很强的药理活性。

26. 蒽醌类抗肿瘤抗生素的毒性主要为**骨髓抑制**和心脏毒性。可能是醌环被还原成半醌自由基，诱发了脂质过氧化反应，引起心肌损伤。

27. 柔红霉素是由放线菌 *Streptomyces peucetins* 产生的抗生素，从我国河北省正定县土壤中亦获得放线菌株，并得到同类物质，称为**正定霉素**。

28. 多柔比星和柔红霉素的结构差异仅在 C_9 侧链上为**羟乙酰基和乙酰基**。由于二者结构上的相似性，多柔比星也可从柔红霉素通过化学转化得到，或通过化学全合成得到。

29. 柔红霉素的作用与多柔比星相同，临床上主要用于治疗急性粒细胞白血病及**急性淋巴细胞白血病**。

30. 嘧啶类抗代谢物主要有**尿嘧啶**和胞嘧啶两类。

31. 尿嘧啶抗代谢物主要有氟尿嘧啶、**去氧氟尿苷**等。

32. 氟尿嘧啶必须在体内经核糖基化和磷酰化等生物转化作用后，才具有**细胞毒性**。

33. **氟尿嘧啶**抗瘤谱比较广，对绒毛膜上皮癌及恶性葡萄胎有显著疗效，对结肠癌、直肠癌、胃癌、乳腺癌和头颈部癌等有效，是治疗实体肿瘤的首选药物。

34. 胞嘧啶抗代谢物主要有**阿糖胞苷**和吉西他滨及卡培他滨。

35. 腺嘌呤和鸟嘌呤是 DNA 和 RNA 的重要组分，**次黄嘌呤**是腺嘌呤和鸟嘌呤生物合成的重要中间体。

36. 嘌呤类抗代谢物有次黄嘌呤和鸟嘌呤的衍生物**及腺嘌呤核苷拮抗物**。

37. 巯嘌呤可用于各种**急性白血病**的治疗，对绒毛膜上皮癌、恶性葡萄胎也有效。

38. 叶酸拮抗剂主要有**甲氨蝶呤**、亚叶酸钙和培美曲塞。

39. 甲氨蝶呤主要用于治疗**急性白血病**、绒毛膜上皮癌和恶性葡萄胎，对头颈部肿瘤、乳腺癌、宫颈癌、消化道癌和恶性淋巴癌也有一定的疗效。

40. 长春碱类抗肿瘤药系由夹竹桃科植物长春花分离得到的具有抗肿瘤活性的生物碱。主要有长春碱和长春新碱，对**淋巴白血病**有较好的治疗作用。临床采用硫酸盐，称为硫酸长春碱和硫酸长春新碱。

41. 紫杉醇临床为广谱抗肿瘤药物，主要用于治疗卵巢癌、乳腺癌及非小细胞肺癌，为治疗**难治性卵巢癌及乳腺癌**的有效药物之一。

42. 雌激素调节剂分为雌激素调节药物和**芳构酶抑制剂**。

43. 氟他胺为非甾体类抗雄激素药物，除具有**抗雄激素**作用外，无任何激素样的作用。

44. 昂丹司琼可用于治疗癌症患者的**恶心呕吐**症状，辅助癌症患者的药物治疗，其止吐剂量仅为甲氧氯普胺有效剂量的1%。

历年考题

【A 型题】1. 可引起膀胱炎的抗肿瘤药物是（　　　）

　A. 氟尿嘧啶　　　　　　B. 巯嘌呤

C. 环磷酰胺　　　　　　　　D. 博来霉素

E. 多柔比星

【考点提示】C。环磷酰胺主要毒性为骨髓抑制、出血性膀胱炎、尿道出血等，须和尿路保护剂美司钠（巯乙磺酸钠）一起使用，以降低毒性。

【B型题】（2~4题共用选项）

A. 伊马替尼　　　　　　　　B. 他莫昔芬

C. 氨鲁米特　　　　　　　　D. 氟他胺

E. 紫杉醇

2. 属于有丝分裂（　　）

3. 雌激素受体调节剂（　　）

4. 酪氨酸激酶抑制剂（　　）

【考点提示】E、B、A。紫杉醇是从美国西海岸的短叶红豆杉的树皮中提取得到的一个具有紫杉烯环的二萜类化合物，属有丝分裂抑制剂或纺锤体毒素。雌激素调节药物他莫昔芬为三苯乙烯类抗雌激素药物，分子中具有三苯乙烯的基本结构，存在顺、反式几何异构体，药用品为顺式几何异构体，反式异构体的活性小于顺式。靶向抗肿瘤药多为酪氨酸激酶抑制剂，主要有伊马替尼。